Mario Sacher · 21 Tage ohne

W0034029

Mario Sacher

# 21 Tage ohne

Erlebnisbericht über
drei Wochen Heilfasten

**Erklärung**

Die in diesem Buch angeführten Vorstellungen, Vorschläge und Therapiemethoden sind nicht als Ersatz für eine professionelle medizinische oder therapeutische Behandlung gedacht. Jede Anwendung der in diesem Buch angeführten Ratschläge geschieht nach alleinigem Gutdünken des Lesers.

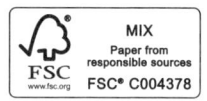

ISBN 978-3-200-07168-1
Mario Sacher · 21 Tage ohne
Alle Rechte vorbehalten
Copyright © 2020 by Mario Sacher
Satz und Umschlaggestaltung: Thomas Traxl
Umschlagfoto: © www.werbe-online.at
Druck & Bindung: PBtisk a.s., Tschechien

# Inhalt

# Vorwort

Schon Hippokrates sagte: »Wer stark, gesund und jung bleiben will, sei mäßig, übe den Körper, atme reine Luft und heile sein Weh eher durch Fasten als durch Medikamente.« Mittlerweile sind ja einige Jährchen ins Land gezogen und daher könnte man diesen weisen Spruch vielleicht noch ergänzen oder abändern. Mir würde dazu einfallen: »Du musst nicht unbedingt auf ›ein Weh‹ warten, du könntest dieses im Vorhinein durch Fasten verhindern.«

Zweimal habe ich es schon geschafft, eine Woche völlig ohne feste Nahrung durchzuhalten. Etwas ängstlich vor dem Scheitern habe ich meine erste Fastenwoche vor einigen Jahren begonnen und war erstaunt, wie gut es mir dabei ergangen ist. Beim zweiten Mal bin ich dazu nicht in ein Gesundheitshotel gefahren, sondern habe die Fastenwoche ganz normal zu Hause verbracht, gearbeitet, meiner Familie beim Essen zugesehen und mich jeden Tag sehr bald schlafen gelegt, um nur ja die Tage schnell vergehen zu lassen. Es ist mir nicht besonders gut gegangen. Und jetzt weiß ich auch warum!

Mario Sacher ist nicht nur ein vielseitiger Künstler und Moderator, sondern auch ein wenig verrückt. Er hat es tatsächlich geschafft, 21 Tage zu fasten – und das während einer Zeit, in der alle anderen das Leben, die langen Tage, die Grillfeste usw. in vollen Zügen genossen haben. 21 Tage ohne feste Nahrung. Von zu Hause aus hat er völlig normal weitergelebt, gesportelt, ist gewandert, er war sogar Ski fahren am Gletscher. Aber halt ohne Kaiserschmarren, Käsespätzle und was sonst noch dazu gehören würde.

Ich habe es schon erwähnt, er ist ein Verrückter. Aber er ist einer jener Verrückten, die wir in unserer Gesellschaft so dringend brauchen. Er probiert aus, er stellt Dinge infrage, er kann auf der Bühne begeistern, und jetzt hat er auch noch ein Buch über diese unglaublichen drei Fastenwochen geschrieben. Und dieses Buch ist ein Pflichtbuch. Jede Familie, die Wert auf die Gesundheit ihrer Mitglieder legt, sollte dieses Buch zu Hause haben. Fasten hat unglaubliche Auswirkungen auf die Gesundheit. Darüber lesen Sie alles Wissenswerte auf den nächsten Seiten. Aber nicht nur das, Mario Sacher schweift ab, erzählt aus seinem bunten Leben und gibt damit diesem Buch eine ganz besondere Würze.

Für mich steht noch ein anderer Aspekt ganz vorn: Was lernen wir von diesem Projekt in erster Linie? Es sind zwei ganz entscheidende Dinge, und für diese werde ich Mario ewig dankbar sein. Erstens ist es die Erkenntnis, dass Fasten auch eine Kopfsache ist. Für Mario war es völlig klar, dass er diese 21 Tage schaffen wird, und zwar locker. Eigentlich hätte er 40 Tage geplant, aber das soll er Ihnen im Buch selber erzählen. Und zweitens lernte ich daraus, dass Fasten Freude bereiten kann. Auch schon in der Vorbereitung.

Für mich persönlich bedeutet dies, dass ich mich künftig auf meine Fastenwoche – die ich im Übrigen jetzt kaum mehr erwarten kann – freuen werde. Ich habe keinen Respekt mehr davor. Ich werde sieben Tage ohne feste Nahrung leben, lieben, sporteln, arbeiten und mich einfach des schönen Lebens erfreuen. Mein Körper hat sich das verdient. Ich mute ihm sehr viel zu. Da kann er auch einmal erwarten, dass ich etwas für ihn tue.

Dank Mario Sacher wird eine Fastenwoche für mich künftig ein absoluter Fixeintrag in meiner Jahresplanung sein. Und zwar einer, auf den ich mich freue wie auf eine Reise in ein neues Land. Entdecken auch Sie dieses Gefühl, lassen Sie sich von Mario anstecken! Verschenken Sie dieses Buch an jeden Menschen, der Ihnen etwas wert ist. Es ist eine Investition in Ihre Gesundheit und Lebensqualität.

Gerhard Hinterkörner
Unternehmer aus Leidenschaft
Gründer von »Movement 21 – Lounge for Leaders«
*www.movement21.at*

# Warum fasten?

Wie kommt man auf die Idee, 21 Tage lang auf feste Nahrung zu verzichten? Warum tut man so was? Diese Frage wird und wurde mir Dutzende, ja wahrscheinlich schon Hunderte Male gestellt, in allen Lebenslagen. Klar geht dir das irgendwann auf den Wecker, doch die Neugierde ist verständlich, weil viele Menschen sich eine längere Nahrungskarenz einfach nicht vorstellen können. Und so hat mir der eine oder andere Mitbürger schon mal einen festen »Pascher« oder auch »Klescher« unterstellt beziehungsweise angedichtet. Was ich erstens nicht bestreite und zweitens ja oft gar nicht schadet.

Auf den folgenden Seiten versuche ich ein bisschen Licht ins Fastendunkel zu bringen. Und wenn es mir gelingt, den einen oder anderen vom Heilfasten auch zu überzeugen – es müssen ja nicht gleich 21 Tage sein, eine regelmäßige Fastenwoche mit sechs reinen Verzichttagen reicht auch –, dann habe ich mein Ziel erreicht.

Fasten ist der freiwillige Verzicht auf feste Nahrung für einen bestimmten Zeitraum. Dieser Zeitraum war für mich beziehungsweise meine Fastengruppen bisher immer definiert mit sechs oder sieben Tagen. Jetzt will ich 21 Tage fasten beziehungsweise es versuchen. Wann, wenn nicht jetzt? Entsprechend den Corona-Maßnahmen bin ich ja nach wie vor quasi arbeitslos. Obwohl sich jetzt sogenannte »Lockerungen« im Veranstaltungs- und Kulturbereich ankündigen. Überraschenderweise wurde ich vorgestern für den 13. Juni 2020 für einen Auftritt im »Cubus« über den Dächern von Linz gebucht. Da passt der Abstand und es dürfen so circa 75 Leute hinein. Maximal 100 sind nach jetzigen Richtlinien erlaubt, aber da kann sich bei dem Ankündigungs-Wirrwarr unserer pressekonferenzverliebten Möchtegern-Politgrößen jederzeit etwas ändern.

Eigentlich wollte ich erst im Juni mit dem Fasten beginnen. Vom 1. bis zum 21. Juni, also bis »Suniwendn«, wie wir im Mühlviertel sagen. Aber jetzt lege ich eben früher los, denn als »Fastender« will ich nicht auf einer Bühne auftreten. Obwohl es wahrscheinlich einwandfrei funktionieren würde. Also Start am Freitag, 22. Mai, und Fastenbrechen am Donnerstag, 11. Juni, zwei Tage vor meinem ersten Kabarettauftritt seit drei Monaten.

Jetzt noch einmal zurück zum Warum. In erster Linie habe ich dem Fasten viel zu verdanken. Durch Wolfgang Strasser, mit dem ich später auch das Kabarettprogramm »KRANK – eine gesunde Gemeinheit« kreierte und performte, kam ich zum Fasten. Ich befand mich damals, im Jahr 2008, in so etwas wie einer Lebenskrise.

Nachdem ich acht Jahre lang, von 1999 bis 2007, erfolgreich das Kultlokal »Bienenstich« in Tragwein geführt hatte, begann ich nach etwas Neuem, Sinnerfüllendem zu suchen. Naiv versuchte ich mich in ein ganz normales Arbeitsleben zu stürzen, als Gebietsleiter bei einem namhaften Braukonzern. Von »sinnerfüllend« war ich nach anfänglicher Euphorie allerdings weit weg. Heute würde man wahrscheinlich sagen, ich hatte eine Art Burn-out. Meine erste Fastenwoche mit Wolfgang im Hotel Aumühle in Grein eröffnete mir komplett neue Perspektiven. Sie war ein Wendepunkt in meinem Leben. Ich wusste wieder, was ich wollte.

Der Verzicht hilft einem dabei, nicht nur in seinem Körper, sondern auch in seinen Gedanken aufzuräumen. Der ganze Müll wird buchstäblich beiseitegeschafft. Wenn man sich darauf einlässt, schärft sich wieder der Blick fürs Wesentliche, fürs Wichtige. Ich bin absolut kein Meditations-Typ, aber irgendwann kommst du dann in einen Gedankenflow und alles wird rosig, strahlend und ganz einfach. Wir sind viel gewandert, oft schweigend, und ich bin draufgekommen, wie gut mir das tut. Gehen ist, wenn man so will, meine Meditation.

Bis zum heutigen Tag lerne ich alle meine Texte im Gehen. Was bei den Mitmenschen oft für Verwunderung und Neid sorgt. Nach dem Motto: »Ma, da Sacher hot Zeit, dass er aum höliachtn

Vormittag spoziern geht. Des gang bei mir net.« Diejenigen, die mich schon dabei beobachtet haben, wie ich im Wald laut und gestikulierend probte, hielten mich eine Zeit lang ohnehin für nicht ganz dicht. Aber mittlerweile weiß der Großteil der Leute in meiner unmittelbaren Nähe, wie ich ticke.

Mir wurde klar, dass ich kein Acht-bis-siebzehn-Uhr-Typ bin. Arbeitsmäßig. Also schmiss ich den Bierversilberer-Job hin, machte eine Sprecherausbildung, studierte Sportjournalismus, begann Kabarettprogramme zu schreiben und machte schlecht bezahlte Jobs bei Radiosendern und Onlineportalen. Und das als frisch gebackener zweifacher Vater, der gerade um einiges Geld die Wohnung neu gestaltet hatte; unsere Kinder Daniel und Magdalena kamen 2005 beziehungsweise 2007 zur Welt. Auch deswegen hielt mich so mancher für komplett plemplem. Da sind wir wieder beim Pascher und Klescher. Meine Familie, Eltern, Schwiegereltern und allen voran meine Frau Doris unterstützten mich, weil sie unverständlicherweise an mich glaubten, bedingungslos. An dieser Stelle ein riesengroßes DANKE!

Plötzlich durfte ich das tun, von dem ich schon immer geträumt hatte. Ski-WM- und Olympia-Sprecher, Event-Moderator, Werbe- und Podcastsprecher und vor allem Kabarettist. Sieben Kabarettprogramme habe ich seit 2009 in die Welt gesetzt, und ich kann von meiner Arbeit, die eigentlich keine ist – na gut, hin und wieder ist es schon zach –, sehr gut leben. Ich frage mich immer noch, wie und warum das alles funktioniert hat. Wow!!!

Diese meine erste Fastenwoche in der Aumühle 2008 war also der Ausgangspunkt für das, was ich heute mache. Diese Tage des Verzichts haben meine Sinne erweitert und meinem Kopf zu Klarheit verholfen. Mittlerweile habe ich Dutzende Fastenwochen hinter mir. 2015 absolvierte ich die Ausbildung zum Fasten- und Gesundheitstrainer bei der GGF (Gesellschaft für Gesundheitsförderung) in Kärnten. Seither begleite ich zweimal jährlich, gemeinsam mit meiner Frau Doris, die Yogatrainerin ist, Gruppen in unseren Fasten- und Yogawochen.

# Zur Geschichte des Fastens

Ohne die Fähigkeit, längere Phasen ohne Nahrung zu überleben, gäbe es uns Menschen gar nicht. Unsere Gene sind entstanden zu Zeiten, wo es natürlich war, einmal nichts zu essen. Erst seit zwei, drei Generationen leben wir in einer Überflussgesellschaft. Bereits um 400 v. Chr. hat der griechische Arzt Hippokrates die wundersame Heilkraft des Fastens gelobt – wie auch schon Gerhard Hinterkörner im Vorwort dieses Buchs herausgestrichen hat: »Wer stark, gesund und jung bleiben will, heile sein Weh eher durch Fasten als durch Medikamente.« 40 Tage und 40 Nächte hat der Prophet Moses auf dem Berg Sinai auf Nahrung verzichtet. Fasten gibt es im Christentum, im Judentum, bei den Muslimen und Buddhisten.

Dr. Otto Buchinger (1878–1966), der Begründer des medizinischen Heilfastens, war ein deutscher Militärarzt mit Hang zur Naturheilkunde. Nach einer Mandelentzündung im Jahr 1917 plagte ihn eine schmerzhafte Arthritis. Mithilfe einer 19-tägigen Fastenkur heilte er sich davon.

Angespornt durch diesen Heilerfolg studierte er die vorhandene Literatur zum Thema Fasten. Im Juli 1920 gründete er in der nordhessischen Kleinstadt Witzenhausen die erste Fastenklinik, das »Kurheim Dr. Buchinger«, das 1935 nach Bad Pyrmont in Niedersachsen übersiedelte.

1935 veröffentlichte Otto Buchinger sein wichtigstes Werk, »Das Heilfasten und seine Hilfsmethoden als biologischer Weg«, das seither immer wieder neu aufgelegt wird. Gemeinsam mit seiner Tochter Maria Buchinger und ihrem Ehemann Helmut Wilhelmi gründete Dr. Buchinger 1953 eine weitere Fastenklinik in Überlingen am Bodensee, die im Jahr 2019 mehr als 6000 Patientinnen und Patienten aus der ganzen Welt behandelte, Tendenz steigend.

Ich selbst betreibe das Heilfasten nach Buchinger und Lützner. Dr. med. Hellmut Lützner, geboren 1928, empfiehlt das Fasten vor allem als Krankheitsvorbeugung. Seine Methode basiert auf den Grundlagen von Otto Buchinger. Lützners Bestseller »Wie neugeboren durch Fasten« erschien 1976 und wurde seither in 17 Sprachen übersetzt.

# Fasten aus gesundheitlicher Sicht

»Wenn es Studien gäbe mit einem neuen Medikament, das die Wirkung des Heilfastens hat, würde ich sicher täglich Anrufe bekommen mit Anträgen, Fördermitteln und Geld für neue Wissenschaften. Beim Fasten ist es so, man sieht es und sagt ja, das ist interessant, aber es wird nicht weiter gefördert«, erklärte der Fastenexperte Prof. Dr. Andreas Michalsen, seines Zeichens Chefarzt der Abteilung Innere Medizin und Naturheilkunde am Immanuel Krankenhaus Berlin sowie Professor für Klinische Naturheilkunde an der Charité Berlin, im Jahr 2011.

Inzwischen sind auch die letzten Fastenkritiker verstummt und zahlreiche Studien, die die positiven Eigenschaften des Heilfastens bestätigen, konnten, trotz geringem Interesse der pharmagesteuerten Wissenschaft, auf die Beine gestellt werden. »Es ist unglaublich, was wir da für einen Schlüssel in der Hand haben, der es schafft, mit einer Maßnahme so viele Organe in Richtung Gesundheit zu bewegen«, sagte Michalsen in einer 3sat-Doku im Jänner 2019.

Das gilt vor allem für die Gesundheitsvorsorge, von der man leider nach wie vor sehr wenig in den Mainstream-Medien hört und liest, gerade in Pandemie-Zeiten wie diesen. Auch unsere Regierungsobersten samt Gesundheitsminister schwiegen sich zu diesem wichtigen Thema bisher aus.

Fasten gilt auch als ein Mittel zur Heilung und Linderung chronischer Krankheiten. Dass der »normalen Medizin« (O-Ton Michalsen), beispielsweise bei der Behandlung von Bluthochdruck, woran gut 30 Prozent unserer Bevölkerung leiden, oder Diabetes, hier ist etwa jeder Zehnte von uns betroffen, nichts anderes einfällt, als Medikamente zu verschreiben, findet Naturheilkundler Dr. Michalsen »tragisch«. Diabetes sei eine Folge davon, dass unsere Zellen immer mehr Zucker bekommen, und dadurch machen sie die Schleusen dicht. In Verkennung der Lage führe das dazu, dass der Körper immer mehr Insulin ausschüttet, was wiederum Entzündungen fördere und so zur Alterung des Körpers und eben zu Diabetes führe. »Heilfasten hilft hier, den Körper wieder in den Normalzustand zu bringen«, erklärt der deutsche Fastenexperte. Bei fastenden Bluthochdruck-Patienten könne fast im Stundentakt gemessen werden, wie der Blutdruck sinkt, auch bei rheumatischen Erkrankungen und Entzündungen aller Art zeigten sich die besten Effekte.

Weiters gibt es mittlerweile sehr deutliche Hinweise, dass durch regelmäßiges Fasten Demenz verhindert werden kann. Auch bei Reizdarm und Nahrungsunverträglichkeiten hat man herausgefunden, dass die Nahrungspause und das In-Ruhe-Lassen des Darms sehr gut helfen.

Ob Fasten die Krebsentstehung unterdrücken oder hemmen könnte, wird seit Jahren – mit positiven Ergebnissen – erforscht. Der Biochemiker Dr. Frank Madeo von der Medizinischen Universität Graz sagt dazu: »Während sich die gesunde Zelle ans Fasten adaptieren kann und in einen Ruhezustand übergeht, mag die Krebszelle das überhaupt nicht. Und das hat einen ganz einfachen Grund: Krebs ist auf Wachstum programmiert, und wer auf Wachstum programmiert ist, braucht Energie und Nahrungsressourcen. Nahrungsentzug ist die Achillesferse der Krebszellen.«

Dr. Andreas Michalsen führte eine Studie mit Brustkrebs-Patientinnen durch, mit dem Ergebnis, dass jene, die vor der Chemotherapie gefastet hatten, diese weitaus besser vertragen haben als Patientinnen, die sich wie gewohnt ernährt hatten.

Ich möchte hier darauf hinweisen, dass chronisch kranke Menschen, zumindest beim ersten Mal, unter ärztlicher Betreuung beziehungsweise Anleitung fasten sollen.

Zusammenfassend kann man sagen: Heilfasten stärkt unseren Körper, unser Immunsystem, hat eine Anti-Aging-Wirkung und kann sogar chronische Krankheiten heilen oder zumindest lindern. Und es geht viel leichter, als die meisten denken. Ein gesunder, schlanker Mensch kann 40 Tage ohne feste Nahrung auskommen, ohne dass dies gesundheitlich bedenklich wird. Kaiserpinguine schaffen bis zu 100 Tage, und das bei Eiseskälte.

Mit Verzicht kann unser Körper weit besser umgehen als mit Überfluss. Und das will ich mit diesem 21-Tage-Projekt beweisen. Wenn das ein großer Genussmensch wie ich schafft, dann schafft es fast jeder. Nicht durch gescheites, wissenschaftliches Daherreden, sondern indem ich es einfach tue und ehrlich darüber schreibe.

Übrigens habe ich mir vor dem Fasten Blut zum Analysieren abzapfen lassen, und ich werde das auch danach tun. Und ich erlaube mir, dieses Buch mit fundierten Infos rund ums Heilfasten zu spicken.

Aus der Coronakrise sollten wir lernen, dass wir mit unserer derzeitigen Normalität, also mit einem Wirtschaftssystem, das ausschließlich auf Profitmaximierung ausgerichtet ist, nicht weit kommen. Ich möchte aufzeigen, dass man mit Verzicht eine Menge erreichen kann.

Derzeit wird ja viel über Lebensverlängerung und Vermeidung von Krankheiten diskutiert. Ich bin überzeugt, mit einer Fastenwoche pro Jahr könnten Millionen Menschen in unserer Überflussgesellschaft ihr Leben nicht nur lebenswerter und gesünder machen, sondern auch verlängern.

# Tag 1
## Freitag, 22. Mai 2020

*Ausgangsgewicht: 80,8 kg*

Zugegeben, die Vorbereitung war nicht ideal. Also bitte nicht nachmachen! Gestern, Donnerstag, waren wir noch bei meinem Spezi und Krimidinner-Mitstreiter Bernhard Mühlbachler zum Grillen eingeladen. Die Schauspiel-Mann- bzw. Frauschaft unserer Krimiproduktionen, die wir seit neun Jahren im Hotel Lebensquell Bad Zell aufführen, war angetreten. Hat schon Tradition. Im vergangenen Jahr fand die Völlerei am 17. Mai statt, ein Datum, das sich jeder gemerkt hat, denn während unseres gemütlichen Beisammenseins tauchten die ersten Ibiza-Videos im Netz auf. Wir trauten unseren Augen nicht und dachten zuerst an einen Fake. St. Rache und Dummenuss samt Oligarchin in der Finka. Immer noch unglaublich. Noch unglaublicher ist die Tatsache, dass Ersterer bei der Wien-Wahl im Oktober 2020 als Spitzenkandidat antritt und Umfragen ihm bis zu zwölf Prozent Stimmenanteil voraussagen. Da verlierst du echt den Glauben an den Homo sapiens, was ist da in der Evolution falsch gelaufen? 17. Mai, ein Datum, das man wohl nie vergisst, genauso wie 9/11.

Als Vorspeise servierte uns Pia, Bernhards Freundin, eine köstliche sardische Jause mit Rohschinken, Salami und Pecorino. Dann startete Bernhard seinen Griller und verwöhnte mit sensationell gewürzten Steaks unsere Gaumen. Für meine Frau Doris, die seit über zehn Jahren Vegetarierin ist, gab's Spargel und Zucchini in Butter-Zitronen-Sauce. Auch gut. Aber in diesem Fall nicht für mich. Obwohl ich viel mehr Gemüse zu mir nehme als noch vor 15 Jahren – Vegetarier sein, das kann ich mir zum jetzigen Zeitpunkt nicht vorstellen.

Ein Dessert durfte natürlich auch nicht fehlen, es gab Schokokuchen mit Fruchtspiegel. Und dazu Aperol-Spritzer und Bier aus der Brauerei meines Vertrauens. In diesem Zusammenhang sollte man auch wissen, dass ich unheimliche Mengen verdrücken kann. Richtig satt bin ich eher selten. Ich liebe essen. Bernhard, der mir in seinen Nahrungsaufnahmegewohnheiten in nichts nachsteht, und ich duellieren uns bei den Krimidinner-Shows immer backstage, wer mehr schafft. Drei Vorspeisen, drei Hauptspeisen und ebenso viele Desserts sind keine Seltenheit. Und auch an diesem Grillabend schenkten wir uns nichts. Hier bitte nochmals der Hinweis: Genauso sollte der letzte Tag vor dem Heilfasten NICHT aussehen! Aber man gönnt sich ja sonst nix …

Bisher habe ich immer, so wie ich es in der Fastenakademie gelernt hatte, am ersten Fastentag 40 Gramm Glaubersalz, aufgelöst in Wasser, getrunken, um den Darm zu entleeren. Alles andere als eine Gaumenfreude. Diesmal, bei meinem ersten Fasten-Marathon, wähle ich eine sanftere Methode. Durch Fastentrainer-Kollege Franz Dorner bin ich auf die Share-Pflaume gekommen. Das sind quasi fermentierte Pflaumen, die nicht nur sehr gesund sind, sondern auch eine abführende Wirkung haben. Zwei Stück nehme ich mittags zu mir. Schmecken gut. Auch die Wirkung stellt sich relativ schnell ein. Am Nachmittag bin ich zwei Mal am Klo. Aber alles total sanft. Nicht so wie beim Glaubersalz.

# Wissen

## Lehrbuchmäßiger Einstieg ins Heilfasten
## nach Buchinger/Lützner

Speziell für Erstfastende sollte ganzheitliches Heilfasten abseits vom Alltag, unter Anleitung eines Fastentrainers und am besten in einer Gruppe geschehen. Jede Art von Stress schadet dem fastenden Organismus, der von extrovertiert (nach außen gerichtet) auf introvertiert (nach innen gerichtet) und von sympathikoton (leistungsbetont) auf parasympathikoton (regenerationsbetont) umschaltet.

Nach der inneren Einstimmung und Organisation der äußeren Bedingungen bereitet man den Körper auf das Fasten durch ein oder zwei Entlastungstage vor. Dabei soll man auf tierisches Eiweiß, sprich Fleisch-, Wurst-, Käse- und Milchprodukte, sowie auf Süßigkeiten, Alkohol und Zucker verzichten. Auf dem Ernährungsplan sollen Gemüse, Obst, Reis und Kartoffeln stehen – damit lassen sich köstliche Gerichte zubereiten. Auch die Nahrungsmenge sollte gegenüber den sonstigen Gewohnheiten reduziert werden.

Für Kaffeejunkies gilt: Bereits eine Woche vor Fastenbeginn mit der Dosis sukzessive herunterfahren und spätestens die letzten beiden Tage keinen mehr trinken. Es gibt nichts Schlimmeres, als dass die Fastenkrise, die man oft am zweiten oder dritten Tag durchmacht, mit dem Kaffeeentzug zusammenfällt. Das verursacht meist starke Kopfschmerzen, ich spreche aus Erfahrung.

Je genauer man sich an all diese Vorgaben hält, desto einfacher ist der Einstieg ins Heilfasten. Dieser beginnt mit einer gründlichen Darmentleerung, in der Regel mit 30 bis 45 Gramm Glaubersalz, das in drei Viertelliter warmem Leitungswasser aufgelöst und zügig binnen maximal 15 Minuten getrunken wird. Tipp: Etwas frisch gepressten Zitronensaft oder Apfelsaft zum Gebräu geben, dann schmeckt es zumindest ein bisschen besser. Auch in der Folge viel nachtrinken, wie Wasser, Kräutertee, Zitronenwasser. Dann beginnt die durchfallartige Darmentleerung, die zwei bis drei Stunden dauern kann. Als Alternative zu Glaubersalz kann auch Sauerkrautsaft verwendet werden, habe ich selbst aber noch nie ausprobiert.

### Share-Pflaume

Diese Frucht vereint europäisches Know-how aus der Wein- und Käseproduktion mit dem jahrhundertealten Wissen antiker Dynastien. Sie wird über 30 Monate im eigenen Saft fermentiert und ist reich an ätherischen Ölen, Enzymen, Mikroorganismen, Vitaminen und Bitterstoffen. Sie regt die natürliche Darmtätigkeit an und fördert somit die Verdauung. Ganz ohne Chemie. Zu Fastenbeginn kann die Share-Pflaume statt Glaubersalz als Abführmittel eingenommen werden. Am besten ist es, schon zwei, drei Tage vorher welche zu essen. Auch während des Fastens kann man sich täglich ein bis zwei Pflaumen, die zuvor einige Stunden in Wasser eingelegt wurden, auf der Zunge zergehen lassen. So hat man einen leichten Stuhlgang und erspart sich möglicherweise den Einlauf. Aber diese Erfahrung muss ich erst machen …

Von 15.45 bis 18 Uhr spiele ich Tennis, Ü45-Training, zuerst Einzel, dann Doppel, dann wieder Einzel. Die ersten 90 Minuten läuft es wie am Schnürchen, Ball gut am Schläger, also für meine Verhältnisse, und keine körperlichen Probleme. Dann melden sich die Pflaumen wieder und ich statte der nicht sehr geräumigen Tennisplatz-Toilette einen Besuch ab. Jetzt bin ich platt.

Nix geht mehr. Rien ne va plus! Danach schaue ich, wassertrinkend, meinen Kumpels beim Biertrinken und Wurstsalatessen zu. Auch Soletti, die für mich nicht selten ein Grundnahrungsmittel darstellen – locker schaffe ich im Normalzustand eine 250-g-Packung alleine –, und Chips werden herumgereicht. Ist mir aber echt egal. Hab absolut keinen Hunger. Der Duft des von Doris zubereiteten Wurstsalats steigt wohltuend in meine Nase. Zwiebel, Lauch, Essigmarinade. Das mag ich normalerweise schon gern. Mir wird kalt, ich wickle mich in eine Decke ein.

Als einige meiner Tenniskollegen sich dem zweistelligen Bereich nähern, was die Anzahl der hopfenhaltigen Getränke angeht, und die Konversation etwas an Niveau verliert, fahre ich nach Hause. Warme Dusche ist angesagt. Mir ist wirklich saukalt.

Ich lasse mir noch eine Share-Pflaume, die ich zu Mittag in Wasser eingelegt habe, auf der Zunge zergehen. Dann schmeißen wir uns vor die Glotze. Nachrichten, Talkshows und Ähnliches wollen wir uns aber coronabedingt echt nicht mehr anschauen. Es ist einfach nicht mehr auszuhalten. Dieser Mainstream-Medien-Einheitsbrei. Beim Zappen lande ich beim Tennis-Daviscup 1994. Thomas Muster gegen Michael Stich in Unterpremstätten bei Graz. Wahnsinnsmatch! Doris gibt sich dann noch eine Netflix-Serie, irgendwas mit Monstern und Geistern, während ich wegdöse.

# Tag 2
## Samstag, 23. Mai 2020
*Gewicht: 78,4 kg*

In der Nacht war ich noch zwei Mal sanft darmentleerend am Klo. Überraschenderweise zeigt die Waage nach dem Aufstehen um 10.30 Uhr – ja, ich habe lang und gut geschlafen – nur noch 78,4 kg an, was ich zuerst gar nicht glauben kann. Hab ich wirklich in 24 Stunden 2,4 kg Gewicht verloren? Echt jetzt? Gut, die Darm-Pipeline samt Magen et cetera hat sich geleert, aber fast zweieinhalb Kilo? Bei meinen bisherigen Fastenwochen habe ich nie so genau auf das Gewicht beziehungsweise den Gewichtsverlust geschaut, weil es mir grundsätzlich nicht wichtig ist.

Ich lasse mir wieder eine in Wasser eingelegte Share-Pflaume auf der Zunge zergehen und trinke auch den Sud. Kurze Zeit später finde ich mich am Klo wieder. Mir ist jetzt echt nicht gut. Es grummelt im Bauch. Ich bin müde und schlapp.

Auf der Terrasse unseres neuen Hauses liege ich im Liegestuhl und schaue Richtung Pregarten, Wartberg und Linz. Wunderbarer Ausblick. Vor zwei Jahren sind wir eingezogen. Das Haus ist wirklich toll geworden, hat auch einiges gekostet. Vor lauter Euphorie und weil ich das letzte Jahr sehr gut verdient habe sowie die Auftragslage fürs heurige Frühjahr beziehungsweise den Sommer top war, haben wir im Februar auch noch die Einfahrt angelegt, eine Gartenhütte dazugebaut und ein neues Auto gekauft. Und dann, zack, bum, Lockdown.

Von einem Tag auf den anderen waren Doris und ich praktisch arbeitslos, ohne Einkommen. Meine Veranstaltungen bis Ende Juli wurden allesamt abgesagt. Doris durfte keine Yogakurse mehr abhalten. Bravo. Anfangs waren die Corona-Maßnahmen wahrscheinlich berechtigt, aber als sich unser Jungkanzler am

30. März, als sich wirklich so ziemlich alle Experten einig waren, dass wir über den Berg sind, hinstellte und die Apokalypse verkündete (»... wir WERDEN über 100.000 Tote haben ...«, »... jeder WIRD bald einen Corona-Toten kennen ...«), diente dies ausschließlich der Angstmache. Ab dann ging es nicht mehr um Corona, sondern um Wählerstimmen. Nach dem Motto, in der Krise stellt sich das Volk hinter den König.

Die Angst ist immer noch voll drin in den Köpfen der Menschen, zumindest bei vierzig Prozent unserer Bevölkerung. Und sie wird durch die umstrittene Maskenpflicht auch auf die Kinder übertragen. Masken in der Schule? Geht's noch? Von mir (bisher) als halbwegs intelligent eingestufte Mitbürger haben die Maske beim Radfahren auf. Gut, andererseits auch ein Beitrag zum Klimaschutz, weil ja das ausgeatmete $CO_2$ gleich wieder eingeatmet wird. Das heißt, das $CO_2$ dringt nicht nach außen und in die Atmosphäre, sondern bleibt bei uns. So kann man auch das Klima retten, aber die Menschen werden halt nicht alt.

Ich habe keine Angst vor dem Virus, ich habe Angst, dass sich die Leute nicht mehr zu Veranstaltungen gehen trauen. Aber am 13. Juni werde ich dann schon mehr wissen.

Reini, mein östlicher Nachbar, ruft an. Er möchte mit mir, wenn mein fastender Körper es zulässt, eine Stunde Tennis spielen. Ich sage zu, auch wenn mir immer noch ein bisschen schlecht ist. Es ist total schwül und ich schwitze am Tenniscourt wie ein Firmgöd. Nach einer Stunde bin ich völlig fertig. Aber es hat gutgetan. Wir lassen den Nachmittag bei Reini im Whirlpool ausklingen. Wieder zu Hause, nehme ich noch einmal eine Share-Pflaume zu mir, was einen weiteren Klogang nach sich zieht. Im Lauf des Abends gehe ich noch gefühlte 67 Mal Wasser lassen. Habe auch ordentlich viel getrunken heute. Sicher fünf Liter. Der Urin soll während des Fastens klar wie ein Gebirgswasser sein, wenn das nicht der Fall ist, hat man zu wenig getrunken. Der für das Fasten typische Mundgeruch habe sich auch schon eingestellt, sagt Doris. Na dann, gute Nacht.

# Tag 3
## Sonntag, 24. Mai 2020
*Gewicht: 77,6 kg*

Mein Schlaf wurde nur durch zwei Toilettengänge unterbrochen. Einmal meldete sich die Share-Pflaume wieder, einmal die kleine Seite. Nach dem Aufstehen mache ich 210 Sit-ups, je 70 mit ausgestreckten, angewinkelten und nach oben gestreckten Beinen. Die eingelegte Share-Pflaume samt Sud kurbelt nochmals meinen Darm an. Die Familie frühstückt genüsslich. Es riecht verdammt gut. Eierspeise, getoastetes Brot, Kaffee. Ich verschwinde ins Wohnzimmer und zieh mir den Sport1-Doppelpass rein, wo die Geisterspiele der deutschen Bundesliga, also der »Geisterschaft«, von gestern besprochen werden. Völlig sinnbefreit sitzen die Ersatzspieler, Co-Trainer usw. mit Mundschutz, »Meifetzn«, wie wir Mühlviertler sagen würden, meilenweit auseinander auf der Tribüne. Beim Jubeln müssen die Spieler Abstand halten, aber wenn sie beim Freistoß eine Mauer bilden, ist es wurscht. Na ja, man muss ja nicht alles verstehen.

Nach einem Bergkräutertee und dem fünften oder sechsten Glas Wasser ist mir wieder ein bisschen schlecht. Ich geh mit Sohn Daniel raus und mache mit ihm eine Moped-Fahrstunde. Er ist gerade dabei, den Führerschein zu machen, und kann schon selbstständig einige Runden drehen. Nur das Schalten mit der Fußschaltung hunzt noch ein wenig. Er würgt sein neues Moped, Marke Derby, das momentan scheinbar das Nonplusultra der 50-ccm-Generation ist und das ihm meine Eltern, also seine Großeltern, gekauft haben, ständig ab. »Kupplung ziehen, runterschalten«, rufe ich ihm hinterher und laufe ihm nach, bis ich ziemlich außer Atem bin. Es beginnt zu regnen und später beim Darts verliere ich zwei Mal gegen Daniel und Doris. Das mit den

Pfeilen ist nicht so meine Stärke. Nach einem halben Glas Buttermilch geht es meinem Baucherl besser und ich fühle mich eigentlich ganz passabel.

Irgendwie bin ich von einer komischen Unruhe umgeben. Jaja, der dritte Tag eben. Nicht Fisch und nicht Fleisch. Am zweiten und dritten Tag des Fastens schaltet der Körper beziehungsweise der Stoffwechsel um auf Ernährung von innen, deshalb sind da oft Fastenkrisen vorprogrammiert. Vor dem Schlafengehen bekomme ich nochmals Bauchschmerzen. Irgendwie ist da noch was drinnen. Vielleicht hätte ich doch lieber Glaubersalz nehmen sollen.

# Wissen

Zu Beginn des Fastens nutzt der Körper seine Energiereserven. 12 Stunden nach der letzten Mahlzeit stellt sich der Stoffwechsel um. Unser Gehirn braucht vor allem Zucker – Glukose. Damit der lebenswichtige Glukosespiegel im Körper aufrechterhalten wird, aktiviert der Körper zuerst seine Reserven aus der Leber. Nach etwa 48 Stunden sind die Zuckerspeicher leer, dann stellt der Organismus auf Eiweißverbrennung um, was kurzfristig zu Muskelabbau führt. Der Insulinspiegel sinkt und der Körper startet die Fettverbrennung, er zapft seine Reserven an. Im Fastenjargon spricht man dabei von »Ernährung von innen«. Dann wandelt der Körper Fettzellen in Ketone um. Sie liefern besonders effiziente Energie und hemmen den weiteren Muskelabbau.

Schon nach wenigen Tagen des Fastens stammt circa 90 Prozent der gesamten benötigten Energie aus der Verbrennung von Fetten. Zudem kommt ein wichtiger Recyclingprozess in Gang. Jeder Mensch hat Zellabfall, und Fasten vermehrt die Selbstverdauung in den Körperzellen. Die sogenannte Autophagie ist eine Art Zellreinigung, bei der unbrauchbarer und schädlicher Zellmüll recycelt wird. Daraus gewinnt der Körper wichtige neue Zellbaustoffe und Energie. Erst wenn diese Speicher aufgebraucht sind, würde der Körper erhaltenswürdige Strukturen angreifen, das passiert jedoch frühestens nach 40 Tagen. Obendrein schüttet der fastende Organismus Wachstumshormone aus, die zu einem Anti-Aging-Effekt führen.

# Tag 4
## Montag, 25. Mai 2020

*Gewicht: 76,6 kg*

Habe geschlafen wie ein Murmeltier. Grummeln im Bauch ist weg, war schon um 6 Uhr wach, Doris hat Magdalena zum Schulbus gebracht, bin aber erst um 8.30 Uhr aufgestanden. Mundgeruch am Morgen ist enorm. Es rieche nach Metall, stellt Doris fest. Sie kennt das schon von meinen früheren Fastenwochen.

Doris fastet übrigens nicht. Sie ist gertenschlank und hatte bei ihren Heilfasten-Versuchen immer mit dem Kreislauf zu kämpfen. Sie bevorzugt Basenfasten, das heißt, man ernährt sich eine Woche lang ausschließlich basisch. Nichts Tierisches, keinen Zucker, kein Salz, natürlich auch keinen Kaffee und null Alkohol, nur Gemüse und Obst.

Bei den Fastenwochen, die ich als Trainer begleite, praktiziere ich auch manchmal die Basenfasten-Variante. Da kann man echt köstliche Gerichte zu sich nehmen. Zum Beispiel Frischkornmüsli in der Früh, Grillgemüse mit Kartoffeln in allen Variationen, mit Naturreis gefüllte Paprika, Tomatensuppe am Abend usw.

## Wissen

Basenfasten ist eine milde Fastenform, bei der man sich in der gewünschten Dauer – im Normalfall zwischen sechs und vierzehn Tagen – mit rein basischen Lebensmitteln mehr oder weniger satt essen darf. Dennoch kommt es zu einem gründlichen Reinigungs- und Entschlackungseffekt. Die rein basischen Mahlzeiten bestehen aus nichts anderem als aus Gemüse, Kräutern, Salaten, Kartoffeln, Obst und einigen weiteren basischen Lebensmitteln. Wichtig dabei: KEIN Salz und KEINEN Zucker!

Der Unterschied zum Heilfasten ist, dass es praktisch alle Menschen, auch jene, die Kreislaufprobleme haben, durchführen können. Basenfasten kann auch bei chronischen Krankheiten ohne ärztliche Begleitung absolviert werden. Menschen mit chronischem Durchfall, Blähungen, Verstopfungen, Hautproblemen, Migräne, Rheuma, Autoimmunerkrankungen oder mehreren anderen Gesundheitsproblemen erzielen durch das Basenfasten eine Entlastung und Entgiftung ihres Körpers.

Am Vormittag bringe ich tatsächlich viel weiter. Ich arbeite, erledige Überweisungen und Telefonate, schreibe ein Auftragslied und beantworte E-Mails. Bin ein wenig müde, aber sonst geht's mir tipptopp. Meine Family isst zu Mittag Salat mit panierten Hühnerschnitzeln, es riecht köstlich und sieht auch so aus. Ein Masochist, wie ich halt einer bin, setze ich mich zu meinen essenden Mitbewohnern dazu und schlürfe etwas biologischen, naturtrüben Apfelsaft, aufgespritzt mit viel Tragweiner Leitungswasser.

Obst- und Gemüsesäfte sind erlaubt beim Fasten. Aber eben biologisch, frisch gepresst oder naturtrüb und maximal ein Achtelliter pro Tag, verlängert mit sehr viel Wasser, weil man sonst die Bauchspeicheldrüse überfordert. Auch im normalen Leben, also als Nichtfastender, sollte man immer nur so viel Fruchtsaft trinken, wie man auch Früchte in derselben Zeit essen würde. Also bitte nicht einen Smoothie von drei Äpfeln, vier Orangen, zwei Kiwis und drei Karotten trinken. Klingt sehr gesund, ist gut gemeint, tut aber dem Magen nicht gut.

Es wird Abend, werde mir dann die Sauna, die wir auf unserer Terrasse integriert haben, aufheizen. Ich verspüre absolut keinen

Hunger, meine Gedanken sind klar, habe momentan ein richtiges Hoch. Jeepa! Der Apfelsaft und danach ein Schluck verdünnte Buttermilch taten saugut.

Nach der Sauna fahre ich noch nach Hagenberg zu Bekannten, Irene und Friedrich, die regelmäßig bei mir fasten. Ich habe ihnen ein Lied, »We Are the World« von USA for Africa, für die Hochzeit ihres Sohnes umgetextet. Sie wollen es mir, quasi als Generalprobe, unbedingt vorsingen und mein Urteil hören. Heißen Tee mit Ingwerwasser schlürfend höre ich zu und bin einigermaßen begeistert. Die haben das echt super hingekriegt. Hätte ich nicht gedacht.

Beim Heimfahren weitet sich mein mentales Hoch aus. War es der Stolz, dass der Liedtext aus meiner Feder, verstärkt durch die Stimmen von Irene und Friedrich und ihrem jüngeren Sohn Florian, zu einer Gänsehautattacke bei mir geführt hat, oder war es der Ingwer? Mir ist wohlig warm. Werde in den nächsten Tagen auch Ingwerwasser in meinen »Speiseplan« einfließen lassen.

# Tag 5
## Dienstag, 26. Mai 2020

*Gewicht: 75,9 kg*

Das war auch schon gestern so: Ich bin früh wach, so um 6 Uhr, aber scheinbar trotzdem zu schwach, um aufzustehen. Wälze mich noch eine Weile hin und her und stehe um 7.40 Uhr auf. Die Familie schläft noch, weil Magdalena heute wegen des Corona-Schichtbetriebs keine Schule hat. Sie darf Montag, Mittwoch, Freitag ran, und Daniel, der schon in die Oberstufe geht, darf sowieso erst nach Pfingsten, also am 3. Juni, wieder zum Lernen außer Haus. Auch mein Frauchen will ich nicht aus dem Schlaf reißen, also gehe ich auf die Terrasse und turne 40 Minuten lang. 240 Sit-ups, einige Liegestütze und Yogaübungen für den Rücken, die mir Doris beigebracht hat.

Fastenkritiker prangerten immer wieder den Muskelabbau beim Fasten an, deshalb sei Nahrungsverzicht gefährlich. Klar werden Muskeln abgebaut, aber die »Gefährlichkeit« wurde bereits durch einige Studien widerlegt und die Kritiker sind auch schon fast vollständig verstummt.

Um dem Muskelabbau entgegenzuwirken, ist es wichtig, sich viel zu bewegen. Mit meinen Fastengruppen wandere ich täglich zwischen zehn und fünfzehn Kilometer. Am besten mit Nordic-Walking-Stöcken, weil damit mehr Muskeln beansprucht werden. Am Morgen und am Abend gibt's zusätzlich Yogaeinheiten mit Doris. Und wer jetzt denkt, Yoga sei nur »Ooooommm« brummen, der irrt gewaltig. Es kann ordentlich anstrengend sein, wenn man die Yoga-Asanas (Übungen) richtig macht. Auch Schwimmen oder Radfahren sind als Sportarten beim Fasten super.

Wichtig ist, beim Sporteln im moderaten Pulsfrequenzbereich zu bleiben und viel zu trinken. Es gibt nix Blöderes, als mit einer Fastengruppe unterwegs zu sein und die Flüssigkeit geht aus.

Ich halte es für sehr gescheit, nach Möglichkeit in einer Gruppe zu fasten. Man kann sich leichter motivieren und den inneren Schweinehund, der lieber auf der Couch oder im Bett bleiben will, besser überwinden.

Am Vormittag nehme ich ein Ankündigungsvideo für meinen Gig am 20. Juni in Marchtrenk auf. Die Veranstaltung war zu Beginn nur als Livestream gedacht, aber durch die neuen Lockerungen – ab 29. Mai dürfen wieder hundert Personen einem Event beiwohnen, natürlich mit Abstand und Pipapo – wird vermutlich auch Publikum im »Kulturraum Trenk.S« zugegen sein, übrigens eine tolle Location, in der ich schon einige Male auftreten durfte. Wäre schon super. So ganz digital, das ist schlichtweg beschissen. Ein Kabarettist braucht den Kontakt zum Publikum, er muss das Publikum spüren, mit den Menschen interagieren, nur so funktioniert Kabarett. Die Atmosphäre, die Stimmung, die während einer Vorstellung entsteht, ist jeden Abend einzigartig und durch keinen Livestream zu ersetzen.

Man bekommt mit den Jahren so etwas wie ein Feeling für die Menschen. Oft weiß man nach einer Minute schon, ob es eher schwierig wird oder das Publikum voll abgeht. Dieses Gespür, das man nur schwer lernen kann, wird durch Erfahrung stetig verfeinert. Tja, und mit diesem Talent bin ich Gott sei Dank ausgestattet. Ich schaffe es zu 99 Prozent, auch bei den Moderationen, das Publikum abzuholen und innerhalb kürzester Zeit eine imaginäre Brücke aufzubauen. Live aufzutreten ist einfach meins. Sobald ich die Bühne betreten habe, bin ich in meinem Element, ich weiß einfach, dass ich nichts falsch machen kann. Richtige Nervosität verspüre ich eigentlich nur vor Premieren.

Allerdings war das nicht immer so. Bei meinen ersten Soloauftritten vor rund elf Jahren war ich immer in den ersten drei bis fünf Minuten furchtbar nervös. Ich hatte zittrige Hände und musste beim Moderieren die Kärtchen mit beiden Händen halten, weil es mich gerissen hat wie einen Lamplschweif. Dabei wurde ich auch immer kurzatmig, bekam kaum Luft, aber nach ein paar Minuten war dies wieder vorüber.

Genau das war auch das Problem bei so manchem Kabarettwettbewerb, an dem ich in meinen Anfangsjahren teilnahm – was im Nachhinein gesehen ein Riesenfehler war und ich nie wieder tun würde. Da dauert dein Auftritt meist nur zwischen fünf und zehn Minuten, und wenn du die ersten fünf Minuten mehr oder weniger verkackst, dann wirst du auch nichts gewinnen.

Grundsätzlich halte ich von solchen Wettbewerben nichts. Bei meinem ersten Versuch in Wien hat der Moderator glatt gesagt, eigentlich wäre ich im Finale, aber wir wollen auch eine Frau im Finale dabeihaben, deswegen kam eine Chansonsängerin, die supergut, aber alles andere als lustig war, weiter. Wochenlang habe ich mich danach geärgert, das hat nur unnötige Energie gekostet.

Einmal absolvierte ich ein Casting für eine ORF-Comedyshow. Für Samstagfrüh, 9 Uhr, war der Vorsprechtermin in Linz angesetzt. Am Vortag spielte ich irgendwo in einem anderen Bundesland und kam erst um 3 Uhr morgens ins Bett. Mit ziemlich fadem Auge stand ich also um 9 Uhr in der Kunst-Uni, wo das Casting stattfand, auf der Matte. Dann sollte ich einen gefühlt 20-seitigen Vertrag unterschreiben, mit dem ich, kurz gesagt, meine Vermarktungsrechte für dreißig Monate an den ORF abtrete. Nicht mit mir!

Drangekommen bin ich schließlich erst um 12 Uhr – als letzter Teilnehmer. Was ich in den darauffolgenden vier Minuten, so lange hatte ich Zeit, mich zu beweisen, erlebte, war an Demütigung kaum zu überbieten. In dem Raum saßen vier junge Tupfer von einer Casting-Agentur, die, ich kann es mir nicht anders erklären, schon im After-Work-Modus waren. Während ich versuchte lustig zu sein, spielten drei von ihnen mit ihren Handys und der vierte, der mich ansah, hatte einen ähnlichen Blick wie Angela Merkel bei einem Treffen mit Donald Trump. Es waren wahrscheinlich die schlimmsten vier Minuten meines Lebens. Nie wieder. Solche Ignoranten. Zum Kotzen!

Share-Pflaumen esse ich heute, so wie auch gestern, keine. Blöderweise habe ich einen Artikel der BILD-Zeitung auf Facebook geteilt. Es hat mich halt gejuckt. Darin war sinngemäß zu lesen, dass der von den Mainstream-Medien hochgelobte »Viren-Papst« Dr. Christian Drosten mit einer Studie ziemlich danebenlag, der es die Deutschen und im Endeffekt auch wir Österreicher zu verdanken hatten, dass die Schulen elendslang geschlossen waren. Ich meine, er lag ja auch schon bei der angeblichen Schweinegrippe-Pandemie 2009/10, wo er die »Apokalypse« voraussagte, Lichtjahre neben der Realität. Und er wird nach wie vor gern als alleiniger Heilsbringer dargestellt. Alle Experten, die andere Meinungen vertreten haben, wurden als Verschwörungstheoretiker abgekanzelt. Aber – ich rege mich schon wieder auf. Ruhig, Mario.

Jedenfalls war der BILD-Artikel, wie könnte es anders sein, schlecht recherchiert und der Journalist hatte offenbar eine Privatfehde mit dem Obervirologen und fuhr gegen ihn eine Kampagne. Was natürlich sofort meine beiden Studienkollegen, die ich äußerst schätze, Jon Mendrala, der in Hamburg wohnt und beim NDR beschäftigt ist, und Andi Barth, der in der ORF-Sportredaktion arbeitet, auf den Plan rief, um den Artikel zu zerpflücken. Wahrscheinlich auch zu Recht. Was wir von den restlichen Mainstream-Medien serviert bekommen, ist auch sehr einseitig, es gleicht einer Gehirnwäsche. Irgendwie bereue ich, dass ich das BILD-Geschreibsel geteilt habe, und ärgere mich.

So, jetzt gibt's Melissensaft von der eigenen Terrasse. Auch einen Schluck Buttermilch gönne ich mir. Doris war Tennis spielen und schlägt vor, dass wir gemeinsam ein Work-out machen, für Oberkörper und Rücken. Ich beiße mich zehn Minuten durch, Magdalena und Doris machen noch ein zweites Work-out. Daniel spielt PS4 und brüllt durchs Haus.

Jetzt noch in die Sauna und dann gemütlich auf die Couch, besser gesagt auf d'Sof, wie wir im Mühlviertel sagen. So hätte ich es mir vorgestellt, doch nach der Sauna erreicht mich eine E-Mail von Daniels Klassenvorständin. Frühwarnung in Französisch – er steht auf einem »Nicht genügend«. Das habe ich heute noch gebraucht …

# Tag 6
## Mittwoch, 27. Mai 2020

*Gewicht: 75,4 kg*

Magdalena ist krank und kann nicht zur Schule. Um 6.35 Uhr stehe ich auf, morgendliches Ölziehen und alles, was man so gegen Mundgeruch machen kann. Dann begebe ich mich wieder auf die Terrasse und mache dreimal 90 Sit-ups, 15 Liegestütze, die Yoga-Elefantenohren, das Krokodil und einige weitere Übungen. Tut so richtig gut.

## Wissen

### Ölziehen

Ayurvedischen Schriften zufolge hilft das Ölziehen auf dem Weg zu Gesundheit und innerer Balance. Als Basis sollten ausschließlich hochwertige, kalt gepresste Öle (am besten Sonnenblumenöl, Sesamöl, Leinöl, Kokosöl oder Olivenöl) verwendet werden. Im Ayurveda wird meist Sesamöl verwendet. Moderne Heilpraktiker empfehlen gern Kokosöl, und ich habe sehr gute Erfahrungen mit Olivenöl gemacht.

Ölziehen sollte man gleich nach dem Aufstehen auf nüchternen Magen. So wird es wie das Zähneputzen zum fixen Ritual. Folgt man der ayurvedischen Überlieferung, sollen auf diese Weise Bakterien und Krankheitserreger aus dem Körper gezogen werden.

Und so geht's: 10 bis 20 Minuten bleibt das Öl – ein schwach gefüllter Esslöffel reicht – im Mund. Es wird zwischen den Zähnen hin- und hergezogen, bis es eine milchige Farbe hat. Danach spuckt man es mitsamt den enthaltenen Giftstoffen aus. Anschließend den Mund mit lauwarmem Wasser ausspülen und die Zähne wie gewöhnlich gründlich putzen.

Beim Fasten wird auch durch den Mund entgiftet, darum ist das Ölziehen eine super Zusatzmaßnahme, außerdem bekämpft es Mundgeruch. Kollegen haben mir berichtet, dass bei längerer Anwendung, also über mehrere Wochen, sogar die Zähne weißer werden.

Mir geht's heute einfach blendend. Nicht müde, nicht schlapp, klar im Kopf. Genehmige mir nach zwei Tagen Pause wieder eine Share-Pflaume samt Sud. Nach zwei Stunden beginnt's im Bauch zu rumoren und ich beglücke zwei Mal die Toilette. Wie gesagt, während des Fastens soll die Share-Pflaume den Einlauf ersetzen. Die Darmreinigung erfolgt auf diese Weise sanft und von ganz oben. Der Einlauf erreicht ja nur den Dickdarm. Für mich ist diese Art auch eine Premiere, bisher passt es gut mit der Share-Pflaume.

Das dachte ich zumindest bis drei Uhr nachmittags. Ich lasse eine Cranio-Sacral-Behandlung über mich ergehen, was wunderbar guttut, allerdings beginnt sich mein Unterbauch dabei zusammenzuziehen. Beim anschließenden Termin am Tragweiner Badesee, wo ich einen Open-Air-Kabarettabend für 3. Juli vereinbare, steigert sich der Drang nach einer fäkalen Sitzung minütlich.

Endlich zu Hause, erlöse ich mich, aber die Schmerzen werden nicht geringer. In meinem übermotivierten jugendlichen Leichtsinn fahre ich trotzdem zum Tennistraining und muss nach zwanzig Minuten Doppelspiel eingestehen, dass ich nur Blödsinn fabriziere, mein Doppel-Partner ist im wahrsten Sinn des Wortes eine arme Sau. Bin komplett kraftlos, die Waden sind kurz vorm

Krampfen, und ich habe das Gefühl, dass ich nicht einmal den Schläger ordentlich halten kann.

Mein Zustand wird auch am Abend nur marginal besser, und schön langsam dämmert mir, was die Erklärung für dieses, für den sechsten Fastentag ungewöhnliche Fiasko sein könnte. Nachdem ich am Morgen die Share-Pflaume in mich gleiten hatte lassen, trank ich einen Schluck Buttermilch, natürlich in Bioqualität.

Im Hinterstübchen kann ich mich erinnern, irgendwann einmal gelernt zu haben, dass Obst- und Milchsäure-Bakterien sich nicht vertragen. Das heißt, entweder Share-Pflaume oder Buttermilch, aber nicht beides zusammen. Das hatte ich vergessen. Selbst schuld. Oder sind es doch die Share-Pflaumen, die ich als Fastender mit leerem Magen und Darm nicht vertrage?

Auf der Couch massiere ich, frierend in eine Decke gehüllt, Doris die Füße, ein seit fast 17 Jahren gängiges Ritual. Wenigstens dazu bin ich noch fähig.

## *Wissen*

Buttermilch ist ein sehr gesundes Nahrungsmittel mit wenig Fett und hochwertigem Eiweiß, das der Körper zu 85 Prozent direkt verwerten kann. Als gesäuertes Milchprodukt ist sie in der Regel deutlich besser verträglich als reine Milch. Sie ist reich an Mineralstoffen und besitzt eine gewisse antikanzerogene Wirkung. Sie ist obendrein ein Diätikum, das den Körper vor Ablagerungen schützt. Mit Buttermilch allein kann man fast den gesamten Tagesbedarf an Eiweiß, Mineralstoffen und Vitaminen decken.

Auch für den Darm ist Buttermilch als Probiotikum ausgesprochen vorteilhaft. Sie enthält die »guten« Darmbakterien und regeneriert die Darmflora. Kurz gesagt, ein ideales Fastenmittel. Sie räumt im Darm auf und bindet die beim Fasten frei gewordenen Gift- und Schlackenstoffe.

Wichtig ist, beim Kauf auf eine gute Bio- bzw. Demeter-Qualität zu achten, denn gerade Milch ist ein sehr sensibles Nahrungsmittel. Sie nimmt auch die äußeren Bedingungen ihrer Produktion und Verarbeitung auf, wie die Art der Kuhhaltung, des Futters usw.

# Tag 7
## Donnerstag, 28. Mai 2020
*Gewicht: 74,8 kg*

Nachts träumte ich von einem Wiener Schnitzel, das ich gekaut und wieder ausgespuckt habe. Und von Bohnensalat mit Zwiebel, von dem ich, glaub ich, die Marinade getrunken habe. Ui, ui, ui, was in so einem fastenden Gehirn alles vorgeht. Ab 6 Uhr wälze ich mich nur noch im Bett herum, stehe aber trotzdem erst um 8.30 Uhr auf.

Wenigstens schnarche ich nicht mehr, seit ich faste, nimmt Doris wohlwollend zur Kenntnis. Da ich es in den Tagen und Wochen vor meinem persönlichen Lockdown ziemlich »tuschen« ließ, also doch einiges ein Fleisch, Wurst, Knabbereien und hopfen- bzw. traubenhaltigen Getränken zu mir nahm, habe ich, laut Doris, meistens geschnarcht wie eine ungeölte Motorsäge.

Das morgendliche Turnprogramm lasse ich aus, bin noch zu geschwächt von meinem gestrigen Fauxpas mit Share-Pflaume und Buttermilch. Mit Heilerde versuche ich meinen Magen wieder auf Vordermann zu bringen. Diese Köstlichkeit gibt's in der Apotheke. Man löst sie in Wasser auf und trinkt sie beziehungsweise zermalmt sie mit den Backenzähnen. Schaut aus wie der Output bei Durchfall und schmeckt auch fast so. Aber Heilerde wirkt und ist auch im »normalen« Leben zu empfehlen, zum Beispiel bei Sodbrennen, saurem Aufstoßen und Ähnlichem, also wenn man am Vortag beim Essen übertrieben hat. Heilerde bindet die Gift- und überschüssigen Säurestoffe wie ein Schwamm.

Am Vormittag bereite ich mich auf meinen ersten Sprechschüler vor. Vor elf Jahren absolvierte ich die Ausbildung zum diplomierten Berufssprecher in der »Schule des Sprechens« in Wien. Da habe ich eineinhalb Jahre beinhart geübt. Man glaubt gar nicht, wie viel Arbeit dahintersteckt, bis ein Sprecher klingt, wie er klingen soll. Interessanterweise wirst du zu Beginn schlechter, weil du dich ausschließlich auf die Sprechtechnik konzentrierst. Was du sagst beziehungsweise wie du etwas sagst, klingt aufgesetzt, man kann das bei so manchem jungen Moderator in Funk und Fernsehen hören.

Wenn ich etwas wirklich kann, dann ist es Sprechen. Die Aufträge sind für mich ein schöner Nebenerwerb, obwohl ich in diesem Segment nie aktiv um Kundschaft gebuhlt habe. Es hat sich, wie vieles in meinem Leben, einfach entwickelt. Werbungen, Telefonansagen, Podcasts, Filmvertonungen, und sogar im Fernsehen war ich eine Zeit lang kurz vor der abendlichen Nachrichtensendung »Oberösterreich heute« des ORF in den Ankündigungstrailern als Sprecher zu hören. Selbst Menschen, die mich sehr gut kennen, wie beispielsweise meine Eltern, erkennen meine Stimme dann meist nicht. Ich höre dann immer: »Na geh, des bist net du, des is oana vom ORF, des is jo voi professionell. Du heast di jo gaunz aundas au.«

Bin schon ein wenig angespannt und zweifle, ob ich auch als Sprechlehrer überzeugen kann. Außerdem hat sich mein Magen-Darm-Komplex noch immer nicht ganz erholt, bin immer noch etwas groggy. Pünktlich um 13 Uhr kommt Ralph, mein Premieren-Schüler, und es funktioniert wunderbar. Wir vereinbaren weitere Termine. Vielleicht tut sich hier ein neuer Nebenerwerbszweig auf, in Zeiten wie diesen muss man ja nehmen, was man kriegt.

Meinen täglichen Videoblog produziere ich am Nachmittag. Ich erkläre auf anschauliche Art einen ganz wesentlichen Bestandteil des Fastens, nämlich den Leberwickel.

# Wissen

## *Leberwickel*

Die Leber ist mit circa 1,5 Kilogramm das größte Organ unseres Körpers und unser Stoffwechselzentrum. Sie inaktiviert körpereigene und fremde Gifte, die dann über die Galle oder die Nieren ausgeschieden werden. Dadurch hat sie beim Fasten jede Menge zu tun und sollte unterstützt werden.

Hierbei hat sich der Leberwickel bewährt, der folgendermaßen funktioniert: Ein Handtuch dritteln, das untere Drittel in heißes Wasser eintauchen und gut auswinden. Eine Wärmeflasche ins Handtuch einwickeln und dann das Handtuch mit der nassen Seite auf die Leber legen. Diese befindet sich übrigens auf der rechten Körperseite unter dem Rippenbogen. Eine Decke und eventuell noch eine Tuchent darüberschlagen und 45 bis 60 Minuten im Liegen ruhen.

Wichtig beim Leberwickel sind warme Füße – ohne warme Füße kein Leberwickel! Das heißt, entweder warme Socken anziehen oder, noch besser, auch bei den Füßen eine Wärmeflasche postieren.

Die Wirkung dieses Wickels ist phänomenal. Er führt zu einer deutlichen Aktivitätserhöhung beziehungsweise Zunahme der Entgiftungstätigkeit unseres größten Organs. Zum einen steigt die Durchblutung der Leber im Liegen um 70 Prozent, zum anderen steigt sie durch die Wärme- und Feuchtigkeitszufuhr nochmals um diesen Wert.

Während einer Heilfastenwoche sollte der Leberwickel täglich, am besten nach der Mittags-Gemüsebrühe, angewendet werden.

## Gemüsebrühe

Wer will, kann beim Heilfasten täglich eine Gemüsesuppe zu sich nehmen. Allerdings ohne Gemüse. Ich habe mich ehrlicherweise an dieser Suppe schon satt gegessen, deshalb steht sie nicht mehr auf meinem Fasten-Ernährungsplan.

So wird die Suppe zubereitet: Gemüse aller Art, nach Lust und Laune, in kaltem Wasser ansetzen und über Nacht stehen lassen. Nach ein bis drei Stunden leichtem Köcheln wird das Gemüse wieder aus der Brühe entfernt. Die Suppe abschließend mit Kräutern und eventuell Zitronensaft verfeinern und löffelweise essen.

Als Suppengemüse eignen sich am besten Sellerie, Zwiebeln, Kartoffeln, Pastinaken, Karotten und Lauch. Gute Geschmacksträger sind auch Tomaten und natürlich Knoblauch.

Gewürzt werden kann die Suppe mit Lorbeer, Liebstöckel, Koriander, Salbei, Rosmarin – je nach Geschmackswunsch. Auf Salz wird verzichtet.


Ja, ja, die Leber wächst mit ihren Aufgaben. Die Leberwerte im Blut können sich während des Fastens kurzfristig erhöhen, sinken dann aber wieder zur Norm ab.

Ich hatte mir schon die Sauna eingeschaltet, da ruft mein lieber Nachbar an und bittet um eine Tennis-Einheit. Es geht mir mittlerweile wesentlich besser, also sage ich zu. Es ist saukalt, typisches Pfingstwetter halt, und heute tue ich mir beim Tennisspielen weitaus leichter als gestern. Nach einer halben Stunde schmerzen die Beine etwas, von den Waden bis zum Oberschenkel und Gesäßmuskel, was ich in dieser Form noch nicht kannte. Das wird mit der Zeit aber besser und ich schlage mich beim Tennis ganz gut, obwohl ich zugegebenermaßen nicht die Sprint- und Laufstärke wie sonst habe. Diese ist bei mir im Normalzustand zwar auch nicht sonderlich ausgeprägt, aber immerhin vorhanden.

Den Saunagang hole ich am Abend nach, lege mich dann auf die Terrasse und schaue in die Ferne. Mit einem Lächeln im Gesicht denke ich über das Glück nach, das ich in meinem Leben bisher hatte. Tolle Frau, tolle Kinder, toller Beruf, und ich darf in einem der schönsten Länder der Welt leben. Ich empfinde unendliche Glücksgefühle – das nennt man wohl Fastenhoch.

# Tag 8
## Freitag, 29. Mai 2020

*Gewicht: 74,5 kg*

Wie zu erwarten, flacht die Gewichtskurve ab. Tagwache um 7.30 Uhr, und nach dem Ölziehen mache ich mich gleich ans morgendliche Fitnessprogramm. Sit-ups, Liegestütze, Rückenübungen usw.

Der Sohnemann hätte heute Moped-Führerscheinprüfung, kneift aber und will einen späteren Termin. Lernen ist eben nicht seine Stärke, betrifft auch die Schule. Hat er wahrscheinlich, nein, ganz sicher von mir. Ach Gott, was war ich für ein mieser Schüler in der Oberstufe. Trotzdem hielt ich in der Handelsakademie (HAK) fünf Jahre durch, kam allerdings nur bis zur dritten Klasse, suchte also zwei Mal um Vertragsverlängerung an – im Endeffekt alles für die Würste. Jetzt kann ich einigermaßen nachvollziehen, was sich meine Erzeuger mit mir mitgemacht haben.

Mein Sargnagel in der Schule war vor allem Französisch. Wenn du da mal einen Rückstand hast, den holst du nie mehr auf. Auch einen Großteil der Lehrer konnte ich nicht ausstehen, was auf Gegenseitigkeit beruhte. Einige haben sich auch einfach nichts »geschissen«. Unser Deutschlehrer beispielsweise erschien prinzipiell an drei von vier Wochenstunden einfach nicht. Wir wussten schon, Deutsch ist zu 75 Prozent eine Freistunde. Da auch meine Abwesenheitsquote im Lauf der Jahre exponentiell anstieg, sahen der Deutschprofessor und ich uns eher selten. Bei den wenigen Zusammenkünften pflegte er immer zu sagen: »Der Herr Sacher, was für eine Ehre, erkennen Sie mich wieder, ich bin Ihr Deutschlehrer.«

Auf allen Deutsch-Schularbeiten in meiner glorreichen HAK-Karriere hatte ich ein Befriedigend. Ich glaube, ich hätte schreiben können, was ich wollte, viele oder gar keine Rechtschreibfehler machen, es wäre immer ein Befriedigend gewesen. Ich bin mir ziemlich sicher, dass sich der Herr Professor nicht einmal die Mühe machte, mein Geschreibsel zu lesen. Was vielleicht eh vernünftig war. Er hat nur gesehen: Sacher – da gibt's ein Befriedigend.

Unserem Englisch- und Geschichteprofessor wurde einmal der Führerschein entzogen, die Promilleanzahl war einen Tick zu hoch. Was mich auf die großartige Idee brachte, ihn beim Aiser-Fest in Schwertberg, damals DAS Event in unserer Gegend mit mehr als tausend Besuchern, blöd anzureden. Es dürfte etwa um Mitternacht gewesen sein, die Party war voll am Dampfen, ebenso ich, da erblickte ich ihn unmittelbar vor mir stehend an der Schnapsbar. Ich ließ – in einer meinem Zustand angepassten sehr hohen Lautstärke – folgenden Satz vom Stapel: »Die deppertsten Menschen sind jene, die angesoffen mit dem Auto fahren.« Das hat mein Standing und meine Noten in Englisch und Geschichte nicht wirklich verbessert. Ich möchte hier abschließend noch erwähnen, dass der Herr Professor mittlerweile einige meiner Vorstellungen besucht hat, und es ist alles wieder gut zwischen uns.

Der viel zitierte »Knopf« beim Lernen ging mir erst später auf. Ich maturierte mit zarten 35 Jahren mit einem Zweier und sonst außerschließlich Einsern. Sogar auf eine Universität habe ich es noch geschafft, darum darf ich mich auch »Akademischer Sportjournalist« schimpfen.

Mein Allgemeinzustand am heutigen Tag ist wunderbar, obwohl ich, wie meine Mitbewohner feststellen, leicht reizbar und grantig bin. Share-Pflaumen habe ich seit der Misere am Mittwoch keine mehr zu mir genommen und werde es vermutlich auch die nächsten Tage nicht tun. Am Nachmittag spiele ich wieder eine Dreiviertelstunde Tennis, bin dabei relativ schnell außer Atem und spüre auch die Beine wieder etwas, aber zum Ball-über-die-Schnur-Spielen reicht es. Davor lasse ich wieder etwas aufgelöste Heilerde in mich hineingleiten und auch Gerstengras, das ich auch außerhalb der Fastenperioden seit vielen Jahren jeden Tag morgens zu mir nehme.

## *Wissen*

Gerstengras ist laut *zentrum-der-gesundheit.de* eines der kostbarsten Lebensmittel unseres Planeten. Es kann als Pulver, Kapsel oder Saft verzehrt werden. Ich bevorzuge das Pulver, das in Wasser aufgelöst wird, und zwar in Mühlviertler Bio-Qualität vom Kräuterhof Aufreiter, angebaut auf mineralstoffreichen Urgesteinsböden. Obendrein ist dies das erste Bio-Gerstengras aus Österreich.

Gerstengras enthält einen hohen Anteil an pflanzlichen Proteinen, die den Muskelaufbau unterstützen, sowie den grünen Pflanzenfarbstoff Chlorophyll, der unter anderem die Blutbildung und Wundheilung fördert und sich positiv auf den Darm auswirkt. Darüber hinaus enthält es eine ausgewogene Kombination an Vitaminen, Mineralstoffen, Spurenelementen, Enzymen sowie Antioxidantien und sekundäre Pflanzenstoffe. Auch wird ihm eine hohe Bioverfügbarkeit nachgesagt, das heißt, die Inhaltsstoffe werden besonders leicht vom menschlichen Körper aufgenommen.

Ursprünglich geht die Beliebtheit von Gerstengras auf eine mehrere Jahrzehnte alte Untersuchung des japanischen Wissenschaftlers Dr. Yoshihide Hagiwara zurück. Im Vergleich mit über 150 anderen Grünpflanzen tat sich das junge Getreide als Spitzenreiter hervor: Siebenmal so viel Vitamin C wie Orangen, elfmal so viel Kalzium wie Milch und viermal so viel Vitamin B1 wie Weizenvollkornmehl enthält Gerstengras laut der Untersuchung des Wissenschaftlers.

Meine Familie hat sich über das Pfingstwochenende Richtung Innviertel zu meinen Schwiegereltern vertschüsst. Da fahre ich besser nicht mit, weil meine liebe und fürsorgliche Schwiegermama es immer äußerst gut mit mir meint und mich zu jeder Tages- und Nachtzeit zum Essen überreden will, was ihr im Normalfall auch relativ leicht gelingt. So lasse ich den Tag zu Hause allein ausklingen, zuerst in der Sauna und dann mit unserer Katze Luna auf der Couch.

# Tag 9
## Samstag, 30. Mai 2020
*Gewicht: 73,9 kg*

Luna weckt mich um acht Uhr, danach das übliche Prozedere – Ölziehen und Fitnessprogramm. Ich beschließe, weil ich ja schon lang keine Pflaumen mehr konsumiert habe, mir doch einmal einen Einlauf zu machen.

## *Wissen*

### Einlauf

Der Darm ist unser wichtigstes Ausscheidungsorgan. Er besitzt etwa 300 m2 Ausscheidungsfläche und sollte daher beim Fasten besonders gut unterstützt werden. Einläufe helfen, Gärungs- und Fäulnisprodukte, Stoffwechsel-Endprodukte, Virustoxine, Schlacken und Giftstoffe aus dem Darm zu schaffen. Ohne Einlauf (Darmspülung) besteht die Gefahr, dass man sich, salopp gesagt, »selbst vergiftet«. Der Einlauf spült die Gifte mit dem Wasser aus dem Körper, wodurch beispielsweise auch Kopfschmerzen nachlassen können.

Wesentlich beim Einlauf ist es, ein langes Darmrohr zu benutzen, das man ohne Weiteres 15 bis 20 cm einführen kann. Dabei hilfreich sind ein wenig Creme oder Öl als Schmiermittel. Die Wasserdosis sollte zwischen ein und zwei Liter betragen, das Wasser soll Körpertemperatur haben.

Wichtig ist, die Flüssigkeit langsam in den Darm rinnen zu lassen. Dazu am besten auf den Rücken legen, das Einlaufgerät hoch postieren und sich nach dem Einführen auf die linke Seite drehen. Sobald das gesamte Wasser »drinnen« ist, nach rechts drehen und dann eine Kerze (Nackenstand) machen. Schließlich, wenn möglich, ein bisschen herumgehen und dabei das Herauslassen so lange wie möglich hinauszögern, was oft gar nicht so einfach ist. Gehen Sie rechtzeitig aufs Klo, um sich zu entleeren.

Einen noch besseren Effekt erzielt man mit Zwillingseinläufen, das heißt, man absolviert das ganze Prozedere zweimal hintereinander.

In einer normalen Fastenwoche ist jeden zweiten Tag ein Einlauf empfehlenswert.

Ich komme drauf, dass die Zitronen aus sind, also begebe ich mich in den heimischen Spar-Markt, wo, wie es eben so ist, heute am Pfingstsamstag die Hölle los ist. Ich bin noch beim Parkplatzsuchen, da läuft schon eine ortsbekannte, wohlgenährte Dame auf mich zu und plärrt: »Steig aus amoi, i mecht di gaunz segn. So laung fosten, ja sog, geht da do nix oh? Isst du do wirkli goar nix?« Während ich mich aus dem Auto schäle, versuche ich zu antworten, komme aber nicht dazu, denn sie legt sofort nach: »Mei, du wirst jo scho komplett goa. Na, des kau net gsund sei.« Zum Abschluss dann der Standardsatz, den ich schon gefühlte siebzehntausend Mal gehört habe: »Oiso, i kunnt des net.«

Auch im Markt drinnen scheinen so ziemlich alle über mein Vorhaben unterrichtet zu sein. »Woarum gehst denn eikafa, du tuast jo fosten«, bekomme ich einige Male zu hören, mit einem hämischen Lachen hinterher. Manche Mitmenschen sind allerdings wirklich interessiert, und ich beantworte geduldig ihre Fragen über das Heilfasten.

Endlich wieder zu Hause, mache ich mir einen schönen Nachmittag. Hunger verspüre ich absolut keinen, nur der Gusto führt mich manchmal gedanklich in Versuchung. Einmal ertappe ich mich sogar bei einem Blick in den Kühlschrank. Böser Junge! Dann unternehme ich einen ausgedehnten Spaziergang, treffe Bernhard und wir plaudern über unsere ausschweifende Grillsause vor neun Tagen, was dazu führt, dass mir wieder ein bisschen das Wasser im Mund zusammenläuft. Ui, ui, ui. Wieder daheim, muss mir mein Nachbar schließlich das Leben retten.

Nach einem Saunaaufguss gehe ich, wie immer, vom überdachten in den freien Terrassenbereich und schließe, wie immer, die Glastür hinter mir, damit die Kälte draußen bleibt. Als ich wieder reingehen will, geht die Tür nicht mehr auf! Verfluchter Sch…, das Schloss ist eingerastet, was noch nie passiert ist. Einzig mit einem rosaroten Minihandtuch um die Leibesmitte stehe ich bei rund zwölf Grad Celsius draußen und kann nicht mehr hinein. Erschwerend kommt hinzu, dass sich die Terrasse im ersten Stock befindet. Natürlich habe ich auch kein Handy dabei. Was soll ich bloß tun?

Ich schreie in Richtung unserer westlichen Nachbarn: »Klaus, Klaus, KLAUS!« Es ist neun Uhr abends, nichts und niemand rührt sich. Das ist wahrscheinlich der einzige Nachteil, wenn man in einer ruhigen, dünn besiedelten Gegend wohnt.

Ich setze meine Brüllerei Richtung unseres nördlichen Anrainers fort: »Karl, Karl, KARL, K A R L!« Die hören auch nix. Schön langsam kommt so etwas wie Panik in mir auf. Ich überlege schon runterzuspringen. Aber von der Balkonbrüstung bis zum Boden sind es gut vier Meter. Für einen fastenden, nackten und frierenden Künstler ein bisschen viel.

Kann das Schicksal so grausam sein? Ich meine, jetzt waren drei Monate lang alle Familienmitglieder den ganzen Tag zu Hause und noch nie, nie, nie ist dabei das Türschloss außen von selbst eingerastet. Und genau heute, wo ich zum ersten Mal seit Ewigkeiten allein hier bin, macht sich dieses verdammte Schloss selbstständig. Ich überlege weiter.

Ja, selbst wenn einer der Nachbarn zu Hilfe käme, er könnte ja gar nicht ins Haus herein. Die untere Eingangstür ist zugesperrt und die Haustür kann man nur mit Fingerprint passieren! Nachbarsfinger passen aber definitiv nicht und ich kann mir auch nicht einfach mir nix, dir nix einen Finger abschneiden und hinunterwerfen. Hab ja außerdem auch kein Messer dabei.

Inzwischen rufe ich keine Namen mehr, sondern schreie lauthals: »HILFE, HILFE, HALLO, H A L L O, H Ö R T M I C H J E M A N D!« Meine immer deprimierter werdenden Schreie unterstütze ich körpersprachlich mit hysterischem Händefuchteln vor und über meinem Kopf. Dass ich dabei mehrmals das Handtuch verliere, registriere ich nur nebenbei.

Dann das Glück: Gott sei Dank ist Hilde, unsere nördliche Nachbarin, gerade im Begriff, die Jalousien zu schließen, und erblickt mich. Endlich! »Mario, wos is denn?« Unglaublich erleichtert erläutere ich ihr meine Misere und sie holt ihren Mann Karl vom Fernseher weg. Er beschreibt meine Lage sehr treffend und staubtrocken, wie es seine Art ist, mit drei Wörtern: »Nachbar in Not!« Schließlich birgt er mich mit einer Ausziehleiter vom Balkon.

Hoffentlich hat mich, samt rosarotem Handtuch, beim Hinunterkraxeln niemand gesehen. Um den Preis des einen oder anderen hopfenhaltigen Kaltgetränks in der Halbliterflasche verspricht Karl über den Vorfall zu schweigen. Gute Nacht!

# Tag 10
## Sonntag, 31. Mai 2020

*Gewicht: 73,3 kg*

Ich stehe hinter der Bühne. Das Herz pocht wie ein Schremm-hammer. Verzweifelt versuche ich mich an Textfetzen und Gitarrenakkorde für meinen nun folgenden Auftritt zu erinnern. Nichts. Absolut niente. Der kalte Schweiß steht mir auf der Stirn. Ich hätte mehr proben sollen. Spazieren gehen und dabei Text lernen, so wie ich es immer mache. Warum zum Teufel habe ich das nicht getan? WARUM? Ich Vollidiot! Das Licht geht an, der Saal ist voll, ich muss jetzt raus. Um Gottes willen, was soll ich denen erzählen? Ich schreie.

Schreiend wache ich auf. Gut, dass niemand neben mir liegt. Albträume und überhaupt Träume sind während des Fastens viel intensiver als sonst. Die Angst des Künstlers vor dem Versagen. Klar, die hat man, aber so etwas, wie soeben geträumt, ist mir im echten Leben Gott sei Dank noch nie passiert.

So richtig blamiert auf offener Bühne habe ich mich nur einmal. Ich glaube, ich ging in die erste Klasse der HAK in Perg, also zumindest war ich dort als Schüler gemeldet. Unser Religionsprofessor bildete sich ein, ich sollte bei der Abschlussmesse mit der Gitarre etwas beisteuern. Wir einigten uns auf die Melodie von Bob Dylans »Blowin' in the Wind«, die ich zur Einleitung des Evangeliums herunterfideln sollte. Bis dahin konnte ich nur Akkorde spielen, was eigentlich heute nicht viel anders ist, also hat mich dieses Solo gereizt und ich übte daheim wie ein Berserker. Meine Eltern haben ganz sicher mit dem Gedanken gespielt, auszuziehen. Der Turnsaal, wo die heilige Messe mit Pfarrer, Ministranten und dem ganzen Drumherum stattfand, war bummvoll, sämtliche Lehrer und Schüler der Anstalt waren zugegen. Ja, ich war nervös und hatte eine leicht gerötete Birne.

Ich schnappte mir die E-Gitarre des Herrn Professor, damit meine Darbietung auch laut und deutlich zu hören sei. Die Schulband begann die Begleitung zu spielen, und der erste Ton, den ich reinzupfte, war so was von falsch, dass es allen zusammen die Ohrwascheln umgedreht hat. Der zweite, dritte, vierte Ton mindestens genauso.

Ich blickte vollkommen ratlos auf die Gitarre, mein Plutzer hatte mittlerweile die Farbe eines in einer Barrique gereiften Spätburgunders angenommen und ich vernahm, ohne nach vorn zu blicken, hinterfotziges Gelächter. Als der Spuk vorüber war, nuschelte der Pfarrer zur absoluten Krönung süffisant: »Das HÄTTE jetzt die Einleitung zum Evangelium SEIN SOLLEN.«

Während des gesamten weiteren Verlaufs des Gottesdienstes wagte ich nicht meinen immer noch rot gefärbten Kopf zu heben. Auch danach schaute ich keiner Menschenseele ins Gesicht. Die Krux bei der Sache war, ich konnte nicht einmal etwas dafür, also fast nichts. Der gute Herr Professor hatte vergessen, seine E-Klampfe zu stimmen, sie war völlig daneben. Gut, ich hätte auch selbst daran denken können, das Ding zu stimmen. Auf jeden Fall war es mir eine Lehre. Seither, vor all meinen Auftritten, stimme ich mein Arbeitsgerät drei bis fünf Mal! Es geht so weit, dass ich ohne Stimmgerät gar nicht mehr aus dem Haus gehe.

Nachdem der frühmorgendliche Schock des Albtraums überwunden ist, geht's mir blendend. Ich fühle mich bärenstark und lege bei der Fitnesseinheit noch die eine oder andere Wiederholung drauf. Ohne Übertreibung, meine Konstitution ist heute, am zehnten Fastentag, als würde ich ganz normal essen und nicht fasten. Es ist wirklich unglaublich, auch Hungergefühle spüre ich nicht im Geringsten. Irgendwie habe ich fast zu viel Energie und will alles auf einmal machen. Ich presse mir eine Orange aus, und mit einem Spritzer Zitrone und ganz viel Wasser genieße ich ein köstliches Getränk.

Beim Versuch, ein neues Lied zu schreiben, scheitere ich jedoch. So etwas kann man nicht planen, das muss in gewisser Weise von selbst kommen, zumindest die erste Wortkombination, die dir unmittelbar einen Smiley ins Gesicht zaubert. Den Anfang eines Liedes kann man nicht erzwingen, den muss man spüren, und irgendwann ist man sich dann ganz sicher, dass es was Gescheites wird, man kann es kaum erwarten, das Ding fertig zu schreiben. Und genau zu diesem Zeitpunkt überrollt ein unbeschreibliches Glücksgefühl deine Sinne, wie das schon Rainhard Fendrich, den ich sehr schätze, besingt: »Aber vü, vü schena is des Gfühl, waun i a Liad g'spia in mir.«

Natürlich sind Kabarettsongs etwas ganz anderes als Popsongs. Wenn möglich, sollte jeder Vers mit einer Pointe enden. Kein Wischiwaschi, kein Speckmantel rundherum, keine überflüssigen Wörter. Entscheidend ist, dass die Pointe immer am Schluss und nicht in der Mitte des jeweiligen Reims kommt. Sie muss sitzen. Auch da bin ich dankenswerterweise mit einem nahezu untrüglichen Gespür ausgestattet, das sich natürlich in den vergangenen Jahren stetig verfeinert und verbessert hat.

Nach jeder Vorstellung werde ich gefühlte hundert Mal gefragt: »Ma, wia kau ma si des ois merken?« Das ist zugleich die Frage, die ich mit Abstand am häufigsten in meinem Leben beantworten musste. Dazu sei gesagt, dass ich, seit ich auf einer Bühne stehe, immer alles auswendig spiele, singe und spreche. Außer bei Moderationen, da gibt's natürlich schon die Hilfskärtchen, weil man ja oft bei einer Veranstaltung bis zu zwanzig Interviewgäste hat, und die müssen natürlich alle korrekt mit Namen und Titel angesprochen werden.

Anders bei Kabarettauftritten, da gibt es keinen doppelten Boden, keine Schummelzettel, keine Souffleuse – gar nix, nicht einmal bei Premieren. Dafür habe ich zwei Erklärungen. Zum einen fällt mir das Auswendiglernen von Texten extrem leicht, das ist vermutlich eine Gabe, die man hat oder nicht. Oft schreibe ich mir die Texte gar nicht ausformuliert auf, sondern präge mir nur die Geschichte beziehungsweise die Zusammenhänge ein. Das braut sich dann in meinem Kopf zusammen und ist schwer wieder raus zu bekommen.

Zum anderen ist diese Gabe wahrscheinlich meiner (früheren) Faulheit und Unorganisiertheit geschuldet. Lassen Sie mich das näher ausführen. Bereits im zarten Alter von 16 Jahren war ich Mitglied der Band »Youngsters« mit Sitz in St. Thomas am Blasenstein. Zu diesem Ort habe ich übrigens bis zum heutigen Tag eine besondere Beziehung. Den ersten Auftritt bestritten wir zu Silvester 1987 im Gasthaus Ahorner, nach wie vor eines meiner Lieblingswirtshäuser. Die anderen Bandmitglieder ordneten die Texte mit den darübergeschriebenen Akkorden immer fein säuberlich und nach der geplanten Setlist in Mappen ein. Dazu war ich einfach nicht fähig. Ständig flogen meine Zettel durch die Gegend, was bei meinen Bandkollegen häufig zu großem Gelächter führte. Von da an beschloss ich, einfach alles auswendig zu spielen, dann brauchte ich diese blöde Mappe nicht. Bin ja kein Buchhalter, und werde übrigens nie einer werden!

Am Abend trifft meine Familie wieder ein und belebt das Haus. Von meinem gestrigen Missgeschick mit der versperrten Tür habe ich ihnen bereits am Telefon berichtet. Nun muss ich ihnen, bei einem exakten Lokalaugenschein, nochmals schildern, wie sich mein abendlicher »Nacktausflug« zugetragen hat. Bettruhe um 23 Uhr, endlich wieder mit Doris neben mir.

# Tag 11
## Montag, 1. Juni 2020

*Gewicht: 72,9 kg*

Habe wieder mal geschlafen wie ein Murmeltier, und auch keine bösen Träume. Dennoch fällt mir das Fitnessprogramm etwas schwerer als gestern, weil ich doch ein bisschen einen Muskelkater verspüre. Aber da muss man durch. Tee und verdünnter Orangen-Zitronen-Saft verhelfen mir zu weiterer Energie. Gesamtbefinden: sehr gut. Römisch eins. Bombastisch. Heute ist auch das Wetter der Jahreszeit entsprechend, nach dem elendigen Sauwetter der vergangenen Tage. Also beschließe ich zu wandern.

Doris bringt mich am frühen Nachmittag nach Bad Zell, und von dort nehme ich den »Stoakroftweg« in Angriff, der in Summe 46 Kilometer lang ist. Das wäre wohl zu viel des Guten, aber die ersten 17 Kilometer bis nach St. Thomas am Blasenstein müssten zu schaffen sein. Zwei Liter mit Orangen upgegradetes Wasser im Rucksack und die Walkingstöcke fest umschlungen, bewege ich mich frohen Mutes durch Wald, Wiesen und Felder. Herrlich!

Interessanterweise löst das Gehen in mir immer den Mechanismus des Textlernens aus. Kaum war ich zwanzig Minuten unterwegs, ertappe ich mich auch schon, mein altes Programm »Born in the Mühl4tel«, das ich seit Herbst des Vorjahres nicht mehr gespielt habe, gedanklich durchzugehen. Am 13. Juni darf ich es ja wieder auf die Bühne bringen, und da sollte der Text wieder so halbwegs sitzen.

»Born in the Mühl4tel« hatte im August 2016 Premiere und ich habe es etwa 80 Mal in voller Länge gespielt sowie weitere 60 bis 70 Mal Kurzversionen bei diversen Events. Textmäßig ist noch einiges da, wenngleich sich doch die eine oder andere große Lücke auftut. Aber ich kitzle, in rund zwei Stunden Gehzeit, so halbwegs alles aus meinem Hinterstübchen heraus. Dazu brauche ich keinen schriftlichen Text, den es von manchen Passagen ohnehin nicht gibt. Dann bin ich zufrieden.

Jetzt wird nicht mehr gelernt. Gedanken beiseiteschieben, einfach gehen, was gar nicht so einfach ist. Ständig schießen mir Sachen durch den Kopf. Ängste, Sorgen – zum Beispiel, wie es im Herbst weitergeht. Werden dann die Menschen wieder als solche behandelt oder nach wie vor als Virenschleudern? Dürfen die Säle und Theaterbühnen wieder vollständig besetzt werden oder muss jeder zweite Sessel frei bleiben, und traut sich überhaupt jemand irgendwo indoor hinein? Wie schaut's aus mit Firmenevents, werden sich die Unternehmen drübertrauen, Kundenevents und Jubiläen, die für mich als Kabarettisten und Moderator ein wichtiges Standbein sind, zu veranstalten? Ist nach dem Corona-Lockdown auch ein Budget dafür vorhanden?

Dann erwische ich mich dabei, wie ich mich wieder furchtbar ärgere. Am meisten über unseren »Bundeskurzler« (danke an Roland Düringer für diese famose Wortschöpfung), der nicht nur die Menschen in Angst und Schrecken versetzt hat, sondern auch gestern auf Ö3 in »Frühstück bei mir« mit Claudia Stöckl ernsthaft gesagt hat, dass Unternehmer, die noch nichts vom Corona-Härtefallfonds ausbezahlt bekommen haben, selbst schuld seien, weil sie ihren Namen nicht richtig geschrieben oder in der Vergangenheit Einnahmen nicht versteuert haben und diese somit nicht berücksichtigt werden können.

GEHT'S NOCH!? Der Chef einer Wirtschaftspartei, der selbst noch nie in einem Betrieb gearbeitet hat, geschweige einen Betrieb geführt hat, bezichtigt Kleinunternehmer, nicht des Alphabets mächtig zu sein sowie der Steuerhinterziehung. Unfassbar.

Mario, hör auf, dich aufzuregen … Ich genieße wieder die Landschaft, Pammerhöhe, Puchberg – Naturpark Rechberg. Ein Traum. In weiterer Folge gelingt es mir tatsächlich, die blöden Gedanken auszublenden. Ich versuche mich mit einem Lächeln im Gesicht fortzubewegen.

Bei meiner ersten Begegnung mit anderen Menschen werde ich glatt von zwei Damen erkannt. »Des gibt's jo net, da Mario! Waun sehn ma di denn wieder auf da Bühne?« Es entwickelt sich ein sehr angenehmes Gespräch, und es stellt sich heraus, dass die beiden jedes Programm von mir gesehen haben. Auch wenn man es nicht zugeben will, so etwas stärkt das Selbstvertrauen. Das Lächeln in meinem Gesicht wird breiter.

Elefantenfelsen, Zigeunermauer, alles unglaubliche, mächtige, von der Natur geschaffene Steinkreationen, betrachte ich voller Bewunderung. Ja, ich nehme mir Zeit, schau mir alles genau an, versuche bewusst zu entschleunigen.

Nach etwa viereinhalb Stunden komme ich in St. Thomas am Blasenstein an. Bin weder geschwächt noch hungrig, nur entspannt. Mein Gasthaus Ahorner hat nach einem anstrengenden Pfingstmontag-Ausflugstag schon geschlossen. Ich setze mich in den leeren Gastgarten und werde umgehend von Gerhard, dem Wirt, der sich seit dreißig Jahren kaum verändert hat, entdeckt. Natürlich bringt er mir ein Glas Zitronenwasser und wir plaudern locker über alte Zeiten. Über Silvester 1987, als die »Youngsters«, mit meiner Wenigkeit an der Rhythmusgitarre, zum ersten Mal aufgetreten sind. Und Gerhard um drei Uhr früh wild tanzend und luftgitarrespielend zu »Jumpin' Jack Flash« über die Tanzfläche fegte, das Bild habe ich heute noch vor Augen. Schön.

Doris sollte in einer halben Stunde eintreffen, um mich abzuholen. Also nutze ich die Zeit, um auf den Blasenstein raufzustapfen. Der Ausblick dort oben ist einfach umwerfend, kann ich nur empfehlen. Zum ersten Mal seit gefühlt dreißig Jahren klettere ich auch wieder durch die »Bucklwehluckn«, von Ost nach West, wie es sich gehört. Ziemlich eng, aber machbar. Es heißt, man streift hier alle Sorgen und Ängste an den Felswänden ab und wird außerdem von eventuellen Kreuzschmerzen befreit.

Auch auf die andere Seite gehe ich noch, wo sich, laut den Hinweistafeln, die ehemalige Burg St. Thomas befand. Ich lese mir alles genau durch, interessante Infos. Komisch, jetzt war ich wahrscheinlich schon mehrere hundert Mal in St. Thomas, habe aber noch nie mitbekommen, dass da einst eine Burg stand. Für solche Dinge nimmt man sich im »normalen« Leben einfach nicht Zeit. Vielleicht ist es gar nicht so gut, dass wir wieder in die »normale Realität« zurückkehren …

Sogar in die Kirche gehe ich, ebenfalls eine Premiere. Die ist drinnen wirklich superschön. Es ist komplett still, was ich außerordentlich genieße, ich bin allein und werde richtig eins mit dem uralten Gebäude.

Leider gibt's, was ich nicht wusste, in der Kirche und rund um den Blasenstein keinen Handyempfang, und so habe ich nicht mitbekommen, dass Doris mich schon zigmal angerufen hat, weil sie inzwischen angekommen war. Weil ich scheinbar unerreichbar bin, ist sie verzweifelt, ruft zu Hause bei den Kindern an, ob ich eventuell auf andere Weise heimgekommen sei. Dann läutet sie zur Verstärkung die Juniorwirtin heraus und die beiden starten einen Streifzug durch St. Thomas, um mich zu suchen. Nach einer halbstündigen Suche komme ich ihnen nichts ahnend entgegen. Doris war »not amused«. Sorry, war im Funkloch. Was oft gar nicht verkehrt ist. Wir sollten uns öfter mal eine Auszeit in einem Funkloch gönnen.

# Tag 12
## Dienstag, 2. Juni 2020

*Gewicht: 72,4 kg*

Jetzt sollte man meinen, wenn man nach zwölf Tagen ohne Nahrungszufuhr eine 17 km lange Wanderung absolviert, fällt man danach hundemüde ins Bett und schläft tief und fest. Im Gegenteil. Heute Nacht habe ich so schlecht geschlafen wie schon seit Wochen nicht. Eingeschlafen bin ich irgendwann um 2 Uhr, und um 6 Uhr war ich schon wieder putzmunter.

Irgendwie habe ich zu viel Energie. Es heißt ja, dass der Körper circa 30 Prozent seiner Energie fürs Verdauen braucht. Tja, und das fällt jetzt weg. Ehrlich, mir ist es bei meinen bisherigen Fastenwochen, mit sechs oder sieben reinen Fastentagen, körperlich nie so gut gegangen wie jetzt. Kein Hunger, kein Bauchgrummeln – nichts. Gut, ein bisschen gereizt bin ich, wie mir meine Familie attestiert. Hängt aber wahrscheinlich damit zusammen, dass ich mir für heute schon wieder zu viel vorgenommen habe. Einige Telefonate am Vormittag, Homepage aktualisieren, Termine eintragen und einen Podcast sprechen. Eh super, dass sich etwas tut.

Im Lauf des Tages werde ich dann richtig grantig und fahrig. Es heißt ja, beim Fasten baut man nicht nur Schicht für Schicht Fett, angereichert mit Schlackenstoffen, im Bindegewebe ab, sondern kommt Schicht für Schicht auch zu sich selbst, gräbt sich durch zu seiner eigenen Persönlichkeit.

Und da sind, als Zwischenstation, so kleine Krisen vorprogrammiert, denn der grantelnde Ungustl ist, glaube ich, nicht meine angestammte Persönlichkeit. Da geht's dir körperlich blendend, und du bist trotzdem mies drauf. Komisch.

Vielleicht fehlt doch die Belohnung für Dinge, die man während des Tages vollbringt – ein gutes Abendessen, ein kühles Bier, ein Glas Wein, einfach irgendwas mit Geschmack. Oder ist der fastende Körper wirklich um so viel sensibler und zerbrechlicher als im Normalzustand?

Wahrscheinlich hängt der Gemütszustand auch immer mit der Gesamtsituation zusammen, Sorgen mit dem Sohnemann wegen der Schule, nach wie vor die Ungewissheit wegen der Engagements im Herbst und die Frage, ob sich das Publikum zu den nächsten drei Auftritten, der erste steht ja schon in zehn Tagen an, überhaupt hin traut. Über all dem sind noch die finanziellen Ängste angesiedelt, denn mit dem Geld, das wir vom Corona-Härtefonds ausbezahlt bekamen, können nicht einmal die Betriebskosten abgedeckt werden.

Und außerdem geht mir der blöde, penetrante Mundgeruch schon gewaltig auf den Wecker. Ich versuche eh alles, Ölziehen jeden Morgen, vier bis fünf Mal Zähne putzen, ich kaue sogar Minzeblätter. All diese Maßnahmen helfen maximal fünf Minuten, dann stinkst du wieder wie ein Iltis. Doris behauptet, dass ich sogar mit geschlossenem Mund, also wenn ich durch die Nase atme, aus zwei Metern Entfernung geruchsmäßig erkennbar bin. Was natürlich auch das Küssen, speziell für sie, nicht gerade zum prickelnden Erlebnis macht. Und ich knutsche doch für mein Leben gern mit meinem Schatz. Auch das fehlt mir.

Gott sei Dank meldet sich am späten Nachmittag ein Kollege, er will mit mir Tennis spielen. Dabei powere ich mich so richtig aus und danach geht's mir auch mental wieder besser, selbst wenn ich meinen Kumpels am Tennisplatz beim Biertrinken nur zuschauen darf.

# Tag 13
## Mittwoch, 3. Juni 2020

*Gewicht: 72,0 kg*

Die Macht der Gewohnheit. Soletti stehen auf dem Tisch und da greift man einfach hin und steckt sie in den Mund. Immer wieder, eine never-ending Story. Köstlich, der Geschmack, der Geruch, ja, ich rieche diese Stangerl furchtbar gern, und runter damit. Dieses Knacken und sanfte Zerkleinern mit den Backenzähnen, gewaltige Glücksgefühle. Gott sei Dank, oder leider, nur im Traum. Aber dieser Traum war so was von real, dass ich nach dem Aufwachen tatsächlich mit der Zunge meine Backenzähne checke, ob sich Soletti-Reste auf und zwischen ihnen befinden. Die Träume des Fastenden sind intensiv!

Bis auf einen enormen Muskelkater ist mein körperlicher Zustand wieder fantastisch. Mache ein kurzes Fitnessprogramm, 21 Liegestütze und etliche Sit-ups, danach frühstücke ich mit der Familie beziehungsweise löffle meine Buttermilch und nehme den Duft von Kaffee und Gebäck wohlwollend wahr.

In den vergangenen paar Tagen nahm ich nichts anderes zu mir als frisch ausgepresste Orangen und Zitronen, gestreckt mit viel Wasser, und hin und wieder einen Schluck Buttermilch. Tut mir wahnsinnig gut.

Daniel hat morgen seinen ersten Schultag nach drei Monaten, da es auch im Gymnasium, komplett sinnbefreit, Schichtbetrieb gibt. Und Magdalena darf auch erst morgen ran, Donnerstag ist in dieser Woche ihr einziger Schultag.

Meine Sehkraft hat sich in der vergangenen Woche massiv verschlechtert, was beim Heilfasten ganz normal ist. Bin richtiggehend »schas-augat«, wie wir im Mühlviertel sagen würden. Ohne Brille kann ich nicht mal eine Telefonnummer in mein

Handy eintippen oder Kontakte am Handy suchen, geschweige eine Whatsapp schreiben.

## *Wissen*

Der Grund für eine verminderte Sehschärfe während einer Fastenkur ist in den allermeisten Fällen ein durch starke Entwässerung verursachter geringerer Wasserhaushalt im Körper. Dadurch kann sich kurzfristig der Augeninnendruck verändern, was wiederum dazu führt, dass sich auch der Brennpunkt der Augen verändert, und dies wirkt sich negativ auf die Sehschärfe aus. Sobald sich der Wasserhaushalt wieder eingependelt hat, ist das Sehvermögen wieder komplett hergestellt.

Bin richtig gut drauf und zufrieden mit der Welt. Es ist erstaunlich, mit wie wenig man auskommen kann. Bemerkenswert finde ich auch, dass unser gesamtes Wirtschaftssystem ins Wanken kommt, wenn wir mal – wie es während des Lockdown der Fall war – zwei Monate nur kaufen, was wir wirklich brauchen. Wir sind auf Überfluss programmiert, auf Wachstum – schneller, höher, weiter.

Jetzt wäre eine Riesenchance da, einen Schritt zurückzumachen und andere Werte in den Vordergrund zu rücken. Ich habe diese Thematik immer wieder in meinen Kabarettprogrammen verarbeitet. Wir laufen der Zeit, dem Geld und schließlich unserem Leben hinterher. Ich nehme mich da gar nicht aus. War und bin auch ein ständig Getriebener. Wenngleich ich nie auf Wachstum, was das Geld betrifft, aus war. Ich möchte nur einfach so viel verdienen, dass wir schön leben können. Aber wenn du in diesem

System drinnen bist, mit Einkommensteuervorauszahlung und Sozialversicherungserhöhungen, dann bist du fast dazu gezwungen, dein Jahresergebnis immer zu steigern.

Wir brauchen keine Luxusreise, kein Luxushotel, keinen Mercedes, keinen SUV, keinen Pool und keine Markenklamotten. Auf so etwas haben wir nie Wert gelegt, da sind uns Doris und ich absolut einig. Bei uns ist Campingurlaub angesagt, es gibt nichts Schöneres, auch im Winter. Hin und wieder mal essen gehen, Tennis spielen, Ski fahren, das ist unser einziger Luxus.

Zum Getriebenen machen mich teilweise Existenzängste, und da muss man einfach Gas geben. Als selbstständiger Künstler, der über kein Management verfügt, darf ich mich selber um alles umschauen. Aufträge akquirieren, mit Veranstaltern Verträge aushandeln beziehungsweise aufsetzen, Rechnungen schreiben, Buchhaltung, Social Media betreuen, meine Homepage auf dem Laufenden halten. Und natürlich schreibe ich jede Zeile meiner Programme selbst. Es gibt keinen Ghostwriter und auch keinen Regisseur. Ich baue mir meine Tonanlage, mein Equipment selbst auf und ab und bin so gut wie immer ohne Techniker unterwegs. Das erdet und man empfindet ein riesiges Glücksgefühl, wenn man einen Abend geschafft und gut über die Bühne gebracht hat. Ich kann auch mit Fug und Recht behaupten, dass ich in Locations aufgetreten bin, wo so mancher namhafte Kollege oder manche Kollegin nicht einmal hinfahren würden.

Der Chef eines großen Welser Unternehmens hat mir mal erzählt, er hatte vor einigen Jahren eine sehr bekannte bayerische Kabarettistin für ein Kundenevent gebucht. Für die rund 600 geladenen Gäste hat er ein Riesenzelt mit Bühne sowie Licht- und Tontechnik vom Feinsten hinstellen lassen. Natürlich sind darin die Gäste bei Tisch gesessen, denn bei solchen Festen soll auch das leibliche Wohl befriedigt werden. Da hat sich das Management der Künstlerin, und sie selbst auch, sofort quergelegt und kundgetan, dass die Kabarettistin nicht vor Menschen spiele, die bei Tisch sitzen. Und das, obwohl ihre Gage im fünfstelligen Bereich angesiedelt war. Nach dem Motto, koste es, was es wolle, hat der Unternehmer für den 45-Minuten-Auftritt dieser Dame ein eigenes Zelt mit Kinobestuhlung, eigener Licht- und Tonanlage und natürlich eigener Bühne aufstellen lassen.

Da denk ich mir dann: Geht's noch? Ja, es ist nicht so leicht, die Leute zu »kriegen«, wenn sie gemütlich bei Tisch sitzen und sich gerade den Wanst vollgeschlagen haben. Aber wenn Licht und Ton passen und der durchschnittliche Promillespiegel unter den Gästen im moderaten Bereich ist, kann man schon 45 Minuten die Menschen unterhalten. Natürlich muss man sich dann mehr anstrengen, oft viel mehr anstrengen, sich extra darauf vorbereiten, auf die Firma und Gäste eingehen, sich vorher gut informieren. Für diese nicht gerade zimperliche Gage darf man das, meiner Meinung nach, auch vom Künstler erwarten.

Ich selbst bin für viel, viel weniger Geld auf Dutzenden oder wahrscheinlich Hunderten solcher Feste aufgetreten. Oft auch in der Kombination Moderator/Kabarettist und musste gewiss einige negative Erfahrungen machen, etwa wenn die Leute einfach nicht zugehört haben und der Lärmpegel unerträglich hoch war. Diese Events kann ich zum Glück an einer Hand abzählen. Bei einem Festfrühschoppen und vor Menschen, die teilweise nicht der deutschen Sprache mächtig sind, funktioniert Kabarett nicht. Da bin ich vorsichtiger geworden und informiere mich im Vorfeld ganz genau.

In Wien bin ich mal bei einem Jubiläum irgendeiner hochwichtigen Organisation aufgetreten. Licht und Ton seien selbstverständlich vorhanden, wurde mir in der Vorbesprechung versichert. Gut 500 Halb- und Möchtegern-Promis tummelten sich in einem eigens aufgebauten Zelt. Catering, Technik und Bühne waren vom Allerfeinsten, aber die haben doch tatsächlich vergessen, ein Bühnenlicht aufzubauen. In der Mitte des Zelts hing ein riesiger Luster, die Bühne auf der Stirnseite war unbeleuchtet. Schon meine Vorredner, unter anderem eine bekannte EU-Abgeordnete, standen bei ihren Ansprachen komplett im Dunkeln.

Man muss sich das mal vorstellen! Die geben für so ein Event ein Vermögen aus und schaffen es nicht, die Bühne zu beleuchten. Zwei Baustellenscheinwerfer um 20 Euro vom Lagerhaus hätten gereicht. Bei meinem Auftritt haben sie mir dann mit dem Videobeamer die Visage geblendet, nur mein Kopf war für das Publikum zu sehen. So etwas passiert mir nie mehr.

Doris kocht Lasagne. Das ganze Haus duftet. Ich liebe die selbst gemachte Lasagne meiner Frau, würde niemals auswärts, auch nicht in Italien, Lasagne essen, weil ich weiß, dass sie nirgends besser schmeckt als zu Hause. Egal ob reine Gemüselasagne oder mit Faschiertem, beides ein absoluter Genuss.

Ich sehe der Familie beim Essen zu und inhaliere zumindest die Düfte. Schon hart, gebe ich zu. Am Abend spiele ich noch eine Stunde Tennis, ohne Probleme. Schön langsam spüre ich Gelassenheit, Ruhe und Entspannung. Marion, bei der ich kürzlich die Cranio-Sacral-Behandlung genießen durfte, hat es mir wiederum bestätigt, dass ich zu kopflastig bin. Ständig läuft das Radl, aber es wird mit jedem Fastentag besser. Das Fasten holt dich runter von der Getriebenheit. War ein super Tag.

# Tag 14
## Donnerstag, 4. Juni 2020

*Gewicht: 72,0 kg*

Tagwache 5.50 Uhr – beide Kinder müssen zur Schule. BEIDE Kinder sind zum ersten Mal seit fast drei Monaten am Vormittag außer Haus. Echt ungewöhnlich, aber wir kamen bisher gut damit zurecht. Interessanterweise habe ich seit gestern kein Gewicht verloren. Es heißt ja, dass sich der Körper beim Heilfasten auf sein Idealgewicht einpendelt. Ist das erreicht, nimmt man kaum mehr etwas ab. Und dieser Punkt ist nach etwa 14 bis 20 Tagen erreicht, so berichten erfahrene Langzeitfastende.

Bin gespannt, was die nächsten Tage gewichtsmäßig passiert. Ich kann mir schon vorstellen, dass rund 70 Kilogramm mein Idealgewicht wären, bei einer Körpergröße von 176 Zentimetern. Obwohl ich mit meinem Gewicht nie Probleme hatte. Nur das Bäuchlein, der Vorbau, der bei Männern, speziell in unseren Gefilden, oft sehr ausgeprägt ist, hat mich immer gestört. Dünne Beine, gepaart mit einem »Hopfen-Muskel«, das ist oft nur schwer zu kaschieren.

Meine Wampe ist jetzt vollständig weg. Und durch meine täglichen Sit-ups, die ich heute noch machen muss, apropos (!), bildet sich tatsächlich so etwas wie richtige Bauchmuskeln, die man auch schon ein bisschen sehen kann. Stolz!

Heute ist nochmals ein Einlauf fällig, nicht gerade meine Lieblingsbeschäftigung. Bin einigermaßen erstaunt, was da mengenmäßig noch alles rauskommt, nachdem man zwei Wochen keine feste Nahrung zu sich genommen hat. Eine nähere Beschreibung erspare ich mir und Ihnen an dieser Stelle.

In einem Nachbarort ist eine Frau beheimatet, die über Jahre keine feste Nahrung zu sich nahm und, laut eigenen Erzählungen, trotzdem regelmäßig Stuhl hatte. Es gibt ja diese Theorie mit der Lichtnahrung, von der man sich seine Energie holt. Aber das ist bestimmt nicht der Sinn des Lebens, sonst hätten wir keine Zähne und keinen Verdauungstrakt. Obwohl oftmals vergessen wird, wie wichtig Sonnenlicht für uns ist. Darum sind viele von uns speziell in den Herbst- und Wintermonaten so anfällig für Infektionskrankheiten. Da erwischen wir zu wenig Sonne und der Vitamin-D-Spiegel sinkt, was unsere Abwehrkraft negativ beeinflusst. Leider wird von der Schulmedizin nur spärlich kommuniziert, dass man dagegen etwas tun kann.

Der Vitamin-D-Spiegel kann gemessen werden und falls nötig, kann in den dunklen Monaten Vitamin D in Form von Tropfen oder Tabletten zugeführt werden. Das macht weniger anfällig für Infektionen, übrigens auch für Covid 19, wie ich hörte. Der Linzer Arzt Dr. Andreas Faux hat auf seiner Website eine evidenzbasierte Studie veröffentlicht, deren Ergebnis besagt, dass bereits ein Vitamin-D-Spiegel über 30 Nanogramm/ml (durchschnittlich 31 ng/ml) mit einer Wahrscheinlichkeit von 86 Prozent zu einem milden Verlauf einer Covid-19-Erkrankung führe – ohne Lungenentzündung, Intensivstation oder Beatmung. Hingegen hatten bei einem Vitamin-D-Wert um 20 ng/ml oder niedriger 73 Prozent der Betroffenen einen schweren oder kritischen Krankheitsverlauf. Gesundheitsvorsorge ist in unserem »Krankheits«-System leider oft ein Fremdwort.

Das Experiment mit den Share-Pflaumen habe ich endgültig aufgegeben, das ist nicht meins. Zum Abführen am ersten und zweiten Fastentag ja, aber als Einlaufersatz während der restlichen Fastenzeit nein. Ich glaube, im Fastenmodus vertrage ich diese Dinger einfach nicht, also lasse ich es lieber sein. Es geht mir ja prächtig und mir fehlt nix. Nach wie vor ist das Hungergefühl null Komma Josef. Ich räume sogar das Mittagsgeschirr meiner essenden Mitbewohner weg, was einigermaßen schwerfällt, weil Daniel die Angewohnheit hat, seinen Teller nicht vollständig leer zu putzen und das normalerweise meine Aufgabe ist. Magdalena bezeichnet mich gern als »Familien-Biotonne«. Papa isst alles auf. Ja, da kenne ich üblicherweise keinen Pardon, auch nicht im Gasthaus. Wenn ich mit dabei bin, verlassen nur leere Teller unseren Tisch.

Nun die Gabel mit dem köstlichen Spaghettisugo nicht abzuschlecken, ist so richtig hart. Mit einem kleinen Tröpfchen Tomatensoße auf meinem Zeigefinger berühre ich kurz meine Zunge, himmlisch. So, aber jetzt aus!

Generell wird die Lust, etwas zu essen, immer größer. Wahrscheinlich, weil ich daheim auch immer in Versuchung geführt werde. Es fehlt einfach was. Aber ich werde mein Vorhaben durchziehen – 21 Tage ohne! Am Nachmittag schnappe ich meine Gitarre und spiele alle Lieder der letzten beiden Kabarettprogramme durch. Einige Textbrocken fehlen und ich muss zum ersten Mal seit Ewigkeiten in der Textmappe nachsehen, die ich zuerst einmal 20 Minuten suchen musste. Mich auf etwas zu konzentrieren, zu fokussieren, fällt mir schwer. Bin auch ein bisschen müde, aber das Spielen und Singen macht mich munter. Wie immer, stelle ich mir dabei vor, auf der Bühne zu stehen, ich sehe das Publikum förmlich. Die richtige Mimik zur richtigen Textstelle, damit die Pointe sitzt, auch das muss passen.

Danach schaue ich unserer örtlichen Tennis-Einser-Mannschaft kurz beim Training zu, vor dem gemütlichen Beisammensein verdrücke ich mich aber dann. Mit einem Glas Wasser in geselliger Runde zu sitzen, geht in meinem jetzigen Zustand gar nicht. Also ab nach Hause und die Sauna einschalten. Nach zwei Aufgüssen lege ich mich auf die Terrasse und schaue in die Ferne, sehe die Lichter der Nachbarorte, und man erkennt auch den hellen Schein über Linz. Einfach traumhaft. Das sind meine Momente. Nach der Sauna daliegen, da bin ich am kreativsten und klarsten, in einem richtigen Flow. Unbeschreiblich. Irgendwann döse ich weg und krieche dann gegen Mitternacht ins Bett.

# Tag 15
## Freitag, 5. Juni 2020

*Gewicht: 71,4 kg*

Oh mein Gott, beim Blick auf die Uhr zucke ich kurz zusammen. Es ist schon 9.38 Uhr. Inklusive dem Terrassen-Döser habe ich an die zwölf Stunden durchgeschlafen. Natürlich unterbrochen von drei Mal Wasserlassen, was auch mit dem Alter zu tun hat. Böse Zungen behaupten ja, das Einzige, was beim Mann über 45 von der Frequenz her mehr wird, ist das Lulugehen in der Nacht. Sonstige nächtliche Aktivitäten werden eher zurückgefahren. Andererseits ist das ständige Entleeren der kleinen Seite hauptsächlich dem Fasten geschuldet. An das muss man sich gewöhnen, auch untertags. Ich bemerke, dass mein Urin wieder leicht eingefärbt daherkommt, was im Umkehrschluss heißt, ich habe zu wenig getrunken. Glasklar sollte er sein beim Fasten.

Doris und die Kinder, die heute wieder zu Hause sind, frühstücken beziehungsweise brunchen genüsslich. Toastbrot, Butter, Schinken, Salami, Käse – unglaublich, wie das alles duftet. Ich glaube, auch der Geruchssinn wird beim Fasten sensibler. Damit ich das Gefühl habe, auch etwas zu essen, löffle ich meine Buttermilch. Schmeckt eh gut, ist aber mittlerweile nicht mehr »the yellow from the egg«, wie der Engländer (auch nicht!) sagen würde.

Töchterlein und Sohnemann zicken, weil wir ihnen die Handys wegnehmen. Beide sind durch dieses Ding komplett vom Lernen abgelenkt und bringen nichts weiter. Daniel sitzt stundenlang in seinem Zimmer vor den französischen Vokabeln, merkt sich aber keine einzige, weil er dauernd auf dieses blöde Handy starrt. Langsam wird's wirklich tragisch. Ich werde richtig wütend und trage diese Wut auch schreiend nach außen. Weil's wahr ist!

Man muss sich das mal vorstellen, du musst ihnen das Smartphone wegnehmen und verstecken, sonst lernen sie nichts. Sie sind nicht fähig, es selbstständig beim Lernen auf die Seite zu legen und sich auf ihre Bücher zu konzentrieren. So weit haben wir's gebracht. Geradezu magisch werden sie in jeder Sekunde davon angezogen.

Und unsere Kids sind bei Gott kein Einzelfall. »Des mochn olle so, Papa, reg di ab, chü amoi«, wird mir dann immer entgegengeschleudert. Diese Thematik belastet mich wirklich sehr. Aber, keep cool, Mario, du fastest. Steigere dich nicht so hinein. Fairerweise sollte erwähnt werden, dass ich mit 15 auch kein Deka gelernt habe, obwohl es damals noch keine Handys gab.

Davor, in der Hauptschule, wurde ich glücklicherweise zum Lernen quasi gezwungen, da ich im Internat war, genauer gesagt im katholischen Knabeninternat Marianum in Freistadt. Da gab's einen strikten Tagesplan. Tagwache – Frühstück – Schule – Mittagessen – Sport – Studierzeit – fallweise Abendmesse – Abendessen – Schlafen. Was ich damals wahrscheinlich absolut gebraucht habe. Ich ließ auch erstmals mein dichterisches Talent aufblitzen. Unter anderem verfasste ich ein lustiges Gedicht übers Marianum, das noch viele nachfolgende Jahrgänge im Deutschunterricht lesen und analysieren mussten.

Unsere Lehrer und Erzieher waren zum Teil Ordensbrüder, die natürlich dem Zölibat verpflichtet waren, weswegen sie hin und wieder etwas unentspannt wirkten. So konnte es schon passieren, dass der Heilige Geist in Form einer flachen Präfektenhand oder auch -faust auf die Wange oder den Hinterkopf eines Schülers herniederging. Regelmäßiges Beichten stand genauso auf der Tagesordnung wie Beten und natürlich der Messbesuch. Und mantraartig wurde dir eingebläut, dass du ein armer Sünder und an allem schuld seiest und nur die katholische Kirche dich erlösen könne. Mach dem Volk Angst, dann kannst du es leicht führen und manipulieren. Dieses Motto, das bei der katholischen Kirche über Jahrhunderte perfekt funktioniert hat, haben jetzt immer mehr die Politiker entdeckt, auch in Österreich. Und es funktioniert wieder.

Wie der Mensch zu sein habe beziehungsweise wie nicht, wurde uns auch im Biologie-Unterricht vermittelt. Ab der dritten Klasse wurde der Name dieses Gegenstands auf »Biologie und Sexualkunde« upgegradet und wir wurden vom Herrn Direktor höchstpersönlich unterrichtet. Dieser erklärte uns ernsthaft, dass Schwulsein etwas ganz Garstiges und Grausliches sei und der Herrgott keine Homosexuellen möge. Und das Mitte der Achtzigerjahre des 20. Jahrhunderts in einem mehr oder weniger modernen und zivilisierten Land, im Nachhinein gesehen ein Wahnsinn. Aber gut, was will dir ein eingefleischter Zölibatler über Sexualkunde erzählen? Der darf ja darüber gar nix wissen. Zumindest kann er nix wissen – oder?

Der Herr Direktor sprach uns alle immer mit dem Nachnamen an. Wenn wir einen Blödsinn sagten, legte er immer noch ein »Trottel« drauf. »Sacher, Trottel, wirst einmal Maurer.« Das waren noch richtige Motivationsspritzen. Nur einen Mitschüler gab es, den er nicht mit dem Familiennamen ansprach. Der hieß Kitzler, ihn nannte er immer nur beim Vornamen. Das Wort »Kitzler« dürfte dem Herrn Direktor nicht so leicht über die Lippen gegangen sein. Der gute Junge war und ist zwar sein Lebtag mit seinem Nachnamen gestraft, dafür genoss er das Privileg, als einziger Schüler des Marianums vom Direktor mit dem Vornamen angesprochen worden zu sein. Alles hat seine Vor- und Nachteile. C'est la vie.

Wie wir zu sein haben und wie nicht, wurde uns – auch was die politische Richtung betraf – genauestens verdeutlicht. Zum Ende meiner Hauptschulzeit flammte gerade der Präsidentschaftswahlkampf zwischen Kurt Waldheim und Kurt Steyrer auf. Es wurde bekannt, dass Waldheim Mitglied der Waffen-SS im Dritten Reich gewesen war, was international einen Riesenskandal auslöste. In einer Supplierstunde diskutierten wir mit dem Direktor über die Wahlauseinandersetzung und er sagte folgenden Satz, der mir auf ewig in Erinnerung bleiben wird: »Wir wählen den Waldheim, denn der Steyrer ist ein Sozialist und Sozialisten wählt man nicht.« Punkt.

Am heutigen Nachmittag ärgere ich mich dann noch über unseren Rasenroboter, weil er sich vehement weigert, gewissen Stellen im hinteren Bereich unseres Gartens einen Besuch abzustatten. So, jetzt genug geärgert. Ich muss raus!

Nach Absprache mit meiner besseren Hälfte beschließe ich, noch am Abend mit dem Wohnmobil in Richtung Kitzsteinhorn loszutuckern. Klingt verrückt, ist es auch. Es sollte so eine Art Selbstversuch werden: Kann man nach 16 Tagen ohne feste Nahrung auf 3000 Meter Höhe Ski fahren? Mit dem Skizeug und genug Flüssigkeit im Gepäck starte ich um 19.30 Uhr. Während der Fahrt gehe ich den zweiten Abschnitt meines Programms »Born in the Mühl4tel« durch, denn auch beim Fahren kann ich sehr gut lernen. Ich genieße die Fahrt, fühle mich so richtig frei. Mit nur zwei Lulu-Pausen trudle ich gegen 23 Uhr auf dem Parkplatz der Talstation Gletscherjet ein, wo ich mir ein lauschiges Plätzchen am Waldrand suche. Herrlich ruhig hier. Auch ohne einen – zu so einem Zeitpunkt bei mir durchaus üblichen, hopfenhaltigen – Schlaftrunk penne ich, nachdem ich mir den Wecker auf 7.30 Uhr gestellt habe, gegen Mitternacht ein.

# Tag 16
## Samstag, 6. Juni 2020

*Gewicht: 71,1 kg*

Gestärkt mit einem Häferl Buttermilch und drei Flaschen Bio-Apfel-Mango-Saft, verlängert mit viel Tragweiner Leitungswasser, im Rucksack stampfe ich um 8.15 Uhr zur Kitzsteinhorn-Gondel, die um 8.30 Uhr startet, weswegen sich bereits eine beträchtliche Menschenansammlung am Vorplatz des Eingangs gebildet hat.

Etliche Jugendmannschaften des ganzen Landes sind zum Trainieren gekommen, und als einen der Trainer entdecke ich ORF-Co-Kommentator Thomas Sykora. Und alle haben einen riesigen Rucksack dabei. Ich frage mich, was schleppen die da rauf auf den Gletscher? Gott sei Dank sind ausnahmslos alle ohne Vermummung hier, auch in der Gondel hat niemand einen »Maulkorb« auf seiner Visage. Zur Sicherheit habe ich meinen schwarz-weißen LASK-Seidenschal mitgenommen, den ich bei der ersten Bergfahrt aber gleich wieder im Rucksack verschwinden lasse. LASK-Utensilien sind ja momentan außerhalb von Oberösterreich nicht wahnsinnig beliebt, nach dem verbotenen Corona-Mannschaftstraining, das die Fußballwelt unserer Nation in künstliche Aufregung gestürzt hat.

Oben angekommen löst sich das Rätsel um die megagroßen Rucksäcke auf. Die Kids sind alle quasi in ihrem Zivilgewand hinaufgefahren und schlüpfen erst hier in Skibekleidung und Skischuhe, die sie im Rucksack transportierten. Man muss ja nicht alles verstehen – aber wurscht.

Das Wetter ist herrlich und voller Euphorie ziehe ich meine ersten Schwünge auf Skiern. Konditionell habe ich überhaupt keine Probleme, die Höhenluft und zunehmend weiche Piste machen mir kaum etwas aus. Es ist eigentlich wie immer, nur dass ich bei jeder Gondelfahrt kräftig an einer meiner Flaschen ziehe.

Ich trinke an diesem Vormittag an die drei Liter. Und die brauche ich auch, ich habe ständig Durst. Bis 12.15 Uhr fahre ich ohne Pause durch, dann sind die Pisten ohnehin total aufgeweicht. Jetzt wäre es Zeit für das wohlverdiente Mittagessen samt dazugehörigem Weißbier. Obwohl ich absolut keinen Hunger verspüre, was es bei mir nach fast vier Stunden Skifahren noch nie gab, überlege ich trotzdem kurz, meiner Lieblingshütte, der »Gletschermühle« beim Alpincenter, einen Besuch abzustatten und mich auf der Terrasse in die Sonne zu setzen. Als wir in den Semesterferien vor gut drei Monaten hier waren, genehmigten Magdalena und ich uns himmlische Spareribs und Doris genoss ein ausgezeichnetes vegetarisches Gericht. Eine der besten Skihütten, die ich kenne, ohne Übertreibung.

Genau aus diesem Grund verwerfe ich den Gedanken rüberzugehen relativ rasch. Das geht einfach gar nicht, ich meine, ich kann mich doch nicht in die »Gletschermühle« setzen und einen Kamillentee trinken, vielleicht auch noch mit einem Glas Leitungswasser dazu. Nein! Das ist genau das, was einfach fehlt. Sich nach einem Skitag, nach geleisteter Arbeit, nach einem anstrengenden Tag, oder weiß der Kuckuck nach was, zu belohnen. Nochmals, da geht's nicht um Hunger, ich habe keinen – aber das gehört einfach dazu, das Belohnen. Punkt. Schluss. Aus.

Stattdessen schlürfe ich unten im Wohnmobil die angefangene Packung Buttermilch aus und begebe mich wieder Richtung Heimat. Während der Fahrt verzichte ich auf den Radiosender-Einheitsbrei und werfe eine selbst gebrannte CD mit Songs von Simon & Garfunkel, den Stones, Status Quo und Ähnlichem ein. Noch lauter, als ich die Musik aufgedreht habe, singe ich aus voller Kehle mit. Wie schön diese Lieder sind, mir zieht es richtiggehend eine Gänsehaut auf – »Bridge over Troubled Water«, das ich in meinem jüngsten Programm auch gecovert habe, ein Meisterwerk, ein Epos. Das ist nicht Popmusik, das ist Kunst, das ist Genialität. »Wild Horses«, »Sweet Virginia«, »Dead Flowers«, einige der wenigen Stones-Songs mit Countrytouch, sind, wenngleich auf andere Art und Weise, auch genial und einfach nur schön. Ich bin im siebten Himmel. Um es im Stil der heutigen sprachfaulen Jugend auszudrücken: So muss Autofahren.

Gut, die Rolling Stones und ich, das ist sowieso eine ganz eigene Geschichte. Schon als Kleinkind musste ich beim Autofahren mit meinen Eltern nicht nur den Zigarettenrauch, sondern auch so einiges an musikalischen Verbrechen ertragen. Meine Mutter hörte vorwiegend Wanda Jackson, Connie Francis, Freddy Quinn und so weiter. Was an und für sich schon schlimm genug war, aber sie pflegte dazu auch, in ähnlicher Lautstärke wie ich jetzt, mit voller Inbrunst mitzuträllern.

Dazu muss man wissen, dass es Menschen gibt, die nicht singen können. Okay. Es gibt aber auch Menschen, die können so was von überhaupt und gar nicht singen, die treffen nicht einen einzigen Ton, sind auch komplett von Rhythmustalent befreit und besitzen in etwa die Musikalität eines Dinosauriers. Zu dieser Gruppe gehörte meine Mutter. Es war keine einfache Zeit damals für mich, und rückblickend bin ich froh, dass ich keine bleibenden Schäden davongetragen habe.

Aber meine Mum hörte auch, und da bin ich ihr heute noch dankbar, hin und wieder die Beatles und die Rolling Stones. Und sang dabei Gott sei Dank selten mit – aufgrund textlicher Schwierigkeiten oder aus Demut vor diesen tollen Songs. Seit ich denken kann und Musik höre, weiß ich, das ist genau meins. Und das Geile daran, die Stones gibt's seit 1962 und noch immer. Unglaublich.

Habe jetzt in der Corona-Zeit zum zweiten Mal die Biografie von Keith Richards gelesen. Faszinierend. Mittlerweile habe ich die Rolling Stones zwölf Mal live gesehen, zum ersten Mal 1990 in Wien. Damals, als 18-Jähriger, dachte ich mir, ich hätte die Chance genützt, die beste Liveband der Welt auch noch ein letztes Mal zu sehen, weil die sind ja steinalt – und sie schauen auch so aus.

Heute bin ich so alt, wie Mick Jagger und Keith Richards damals waren, und ich fühle mich kein bisschen alt, aber als Jugendlicher hat man da eine komplett andere Wahrnehmung.

Die Stones spielen live nicht perfekt, schon gar nicht Keith Richards. Aber gerade das macht es aus. Die Musik hat Eier, sie lebt. Der Sound ist einzigartig. Roh, dreckig, wild – entscheidend ist, dass jede gespielte Note aus dem Bauch kommt. Das hat mich schon immer mehr beeindruckt als perfekt inszenierte Shows, wo jeder Handgriff bis ins letzte Detail geplant und damit in gewisser Weise vorhersehbar ist.

Ganz ähnlich sehe ich auch mein bisheriges Bühnenschaffen. Schon als DJ war ich nie derjenige, der die Platten sorgfältig und lupenrein aufeinandergemischt hat. Denn ich hatte meine Augen immer beim Publikum und nicht am Plattenteller. So entwickelte ich mit der Zeit ein nahezu untrügliches Gespür für die Leute und fand fast immer den Türöffner, um Stimmung zu entfachen. Ich mache das heute noch wahnsinnig gerne.

Dieses Gespür, Stimmungen aufzusaugen und darauf einzugehen, hat mir in weiterer Folge auch beim Kabarett und selbstverständlich auch bei den Moderationen immer geholfen. In der Regel treffe ich immer den richtigen Ton. Egal vor wem ich spreche oder Kabarettvorstellungen spiele, ich bin in der Lage, eine Brücke zu bauen. Du kannst noch so gut vorbereitet sein, die entscheidenden Kleinigkeiten ergeben sich direkt auf der Bühne, und das musst du einfach spüren. Du musst die Sprache des Publikums sprechen, dann kannst du es bei der Stange halten.

Die Heimfahrt vom Kitzsteinhorn vergeht im Nu. Nur zwei Klopausen, obwohl ich heute in Summe, also inklusive der Gondelfahrten, schon mindestens fünf Liter zu mir genommen habe. Am Abend haben wir gute Freunde eingeladen, Uschi und Mario mit Töchterlein Sarah, die mit Magdalena zur Schule geht.

Wie ich es befürchtet hatte, hat sich Doris, was die Kulinarik betrifft, mächtig ins Zeug gelegt. Da ist sie einfach unschlagbar. Sie kann nicht nur unglaublich gut kochen, sondern versteht es auch, die Speisen perfekt anzurichten. Die kalte Platte sieht unfassbar gut aus und duftet auch so. »Da musst du jetzt durch, selber schuld«, zwinkert mir Uschi beim Biss in ein selbst gemachtes Baguette, bestrichen mit selbst gemachter Lachscreme, zu.

Ich gehe erst mal duschen. Die drei genießen auch Sekt, Wein und den von unseren Gästen mitgebrachten Martini. Einmal tauche ich meinen Zeigefinger kurz in Rotwein ein und berühre damit die Zunge. Dann schlürfe ich wieder meine Buttermilch und mein Wasser. Tee kann ich mittlerweile nicht mehr sehen.

Auch wenn ich anfangs etwas unentspannt war, entwickelt sich ein super Abend, und nach zwei Stunden ist es mir völlig wurscht, was die Leute neben mir so alles zu sich nehmen. Nur einmal werde ich noch kurzfristig schwach, und zwar in dem Augenblick, als Soletti und geröstete Cashewkerne aufgetragen werden. Aber auch das stecke ich weg. Das nennt man wohl Verzicht. Bin richtig stolz auf mich. Um 2 Uhr verabschieden sich unsere Gäste. Interessanterweise brauche ich relativ lang, um einzuschlafen, Doris ist dank Martini gleich weg.

# Tag 17
## Sonntag, 7. Juni 2020

*Gewicht: 70,7 kg*

Ein Höllenschmerz in der rechten Wade reißt mich um 5.30 Uhr aus dem Schlaf. Ich schreie so laut, dass es wahrscheinlich alle Nachbarn hören können. Krampf! Wadenkrampf! Doris erschrickt und sagt sofort: »Fuß zurückziehen!« Was ich sogleich befolge, auch wenn es zuerst gar nicht so einfach ist. Nach einer Zeit lässt der Schmerz nach, Gott sei Dank. So etwas wünsche ich keinem. Das ist wirklich Hardcore.

Wadenkrämpfe kannte ich bisher nur von unseren Tennis-Trainingslagern, wo wir untertags viel Sport betrieben und am Abend noch mehr Alkohol zu uns nahmen. Da entsteht dann ein Magnesiummangel, der sich in Krämpfen, bei mir vorwiegend in der Wade, ausdrückt. Aber ich habe ja gestern nicht gesoffen … im Gegenteil. Dann müssen es doch die Auswirkungen des gestrigen Skitags gewesen sein. Da habe ich meinen Wadeln ein bisschen zu viel zugemutet.

Ich stehe auf und humple in die Küche, wo ich mir drei Löffel Gerstengras in Wasser auflöse und runterschlucke. Das half auch schon bei den Trainingslagern gegen das Magnesiumdefizit. Damals haben mich meine Kollegen immer gehänselt, weil ich jeden Morgen die Gerstengrasdose zum Frühstück mitnahm. »Der Mario trinkt wieder seine Wiese, hahaha …«

Erkenntnis: Wenn man beim Langzeitfasten zu viel Sport betreibt, kann es zu Krämpfen kommen. Ist mir bisher noch nie passiert, aber es gibt für alles eine Premiere.

Die rechte Wade schmerzt auch noch zu Mittag ein wenig, ansonsten geht's mir prächtig. Ich spiele mit Doris am Nachmittag sogar eine halbe Stunde Tennis, dann kommt wieder mal der große Regen. Das Wetter ist nach wie vor mehr als wechselhaft, dankenswerterweise hatte ich ja meinen sonnigen Skitag gestern.

Beim Fußball-Live-Geisterspiel muss ich mich ärgern, dass der LASK gegen den WAC eine 2:0-Führung aus der Hand gibt, und am Ende, auch mit etwas Glück, 3:3 spielt. Ansonsten ist mir gegen Abend etwas kalt, bin aber voller Energie und nach wie vor komplett ohne Hungergefühle.

# Tag 18
## Montag, 8. Juni 2020

*Gewicht 70,6 kg*

Tagwache um 6 Uhr – ich bringe die Kinder zum Bus. Beim Aufstehen muss ich immer vorsichtig sein. Wenn ich mich zu schnell auf die Beine stelle, wird mir leicht schwindlig. Aber die Energie ist schnell wieder da und ich nutze sie, um die Küche aufzuräumen und den Müll runterzutragen. Doris hat heute erstmals seit dem Corona-Lockdown wieder Live-Yoga, also bei uns zu Hause im Yogastudio, das auch ich als Proberaum verwende. In den vergangenen Wochen praktizierte sie nur online in Form von Zoom-Meetings. Darum unterstütze ich sie gern, denn sie muss sich auf ihre beiden Einheiten vorbereiten und das Studio auf Vordermann bringen.

Das Insektengitter bei der Studioschiebetür hat Daniel mit seinen Kumpels bei der letzten Party entfernt, nun obliegt es mir, es wieder hineinzubiegen. Was alles andere als einfach ist, denn der Sturz hat sich gesenkt und obendrein hat der Pflasterer beim Anlegen der Steine draußen die Schiebeschiene stark verdreckt. Mehr als eine Stunde plagen uns Doris und ich, das Ding wieder hineinzubekommen. Dabei bin ich echt ein paar Mal kurz davor umzukippen. Bücken – aufstehen – bücken, jedes Mal wird mir gewaltig schwindlig. Das bin ich von mir überhaupt nicht gewohnt, Kreislaufprobleme kenne ich nicht einmal im Entferntesten.

»Es wird Zeit, dass du wieder was isst«, meint es Doris gut mit mir. Und sie hat absolut recht. Mein Kreislauf erholt sich den ganzen Tag nicht mehr.

Die Mittags-Tortellini sehen genial aus und riechen himmlisch. Obwohl ich keinen Millimeter Hunger verspüre, reicht es schön langsam. Wasser, Orangensaft, Zitronen haben ihre Schuldigkeit getan. Einzig die Buttermilch vermag meinem Gaumen noch Wohlgefallen zu überbringen. Wird aber auch irgendwann fad.

Doris praktiziert übrigens seit einiger Zeit Intervallfasten. Wenn möglich, werde ich auch mitmachen, es gelingt aber sicher nicht jeden Tag. Diese Art von Fasten ersetzt zwar das Heilfasten nicht, hat aber extrem positive Effekte.

# Wissen

## Intervallfasten

Durch Intervallfasten kann man Fasten auch in den Alltag integrieren. Die beste Variante ist 16:8, das bedeutet, man hat pro Tag acht Stunden Zeit, um zu essen, und gönnt seinen Organen dann eine 16-stündige Nahrungspause.

In diesen acht Stunden sollten zwei Hauptmahlzeiten und wenn möglich keine Zwischenmahlzeiten verzehrt werden. Man lässt also entweder das Frühstück oder das Abendessen weg. Wenn man zum Beispiel um 20 Uhr eine Mahlzeit zu sich nimmt, sollte man erst tags darauf um 12 Uhr mittags wieder etwas essen. Oder man verzehrt um 15 Uhr das finale Tagesmenü, dann kann man am nächsten Tag ganz normal um 7 Uhr frühstücken.

Wählt man die Variante ohne Frühstück, sollte man darauf achten, drei Stunden vor dem Schlafengehen nichts mehr zu essen, denn in dieser Zeit produziert der Körper bereits das Schlafhormon Melatonin. Dieses Hormon stört die Stoffwechselproduktion, das heißt, man kann die Speisen dann nicht wie gewünscht verstoffwechseln.

Auch wenn es kein Ersatz für das Heilfasten ist, hat Intervallfasten viele äußerst positive Auswirkungen. Der Körper beginnt auch Ketone (Abbauprodukte des Fettstoffwechsels, die bei Nahrungsentzug entstehen) zu produzieren, und vor allem die Stoffwechsel-funktion im Bereich Blutfette und Blutzucker profitiert enorm.

Wird das Intervallfasten über drei Monate lang fünf Tage pro Woche durchgezogen, darf man mit einem Gewichtsverlust von vier bis sechs Kilogramm rechnen. Außerdem erhöht sich die Schlafqualität, und man benötigt weniger Schlaf. Mittlerweile gibt es auch Hinweise, dass die Autophagie, also das Zellrecycling beziehungsweise die Selbstreinigung der Zellen, auch bereits nach zwölf bis 16 Stunden Fasten einsetzen könnte.

Eine sehr gute Nachricht gibt es in diesem Zusammenhang für Frauen. Bei den Damen setzt der Fastenstoffwechsel früher ein. Das heißt, dass beim Intervallfasten bereits ein Stundenverhältnis von 14/10 reicht, also eine Nahrungspause von 14 Stunden. Das liegt am Leberstoffwechsel beziehungsweise an den Speichervor-räten von Glykogen, einem komplexen Zucker in der Leber, der bei Frauen nicht ganz so ausgeprägt und lang anhaltend wie bei Männern ist.

Unterstrichen wird die positive Wirkung des Intervallfastens durch eine spannende Studie einer tschechischen Forschergruppe um Dr. Hana Kahleova. Jahrelang, jahrzehntelang gab es von der Schulmedizin die Empfehlung für zuckerkranke Menschen, vor allem Diabetiker Typ 2, Zwischenmahlzeiten zu essen, um den Zuckerspiegel hoch zu halten. Das wurde durch Kahleovas Studie ganz klar widerlegt.

Bei ihrem Experiment teilte sie Patienten mit Diabetes Typ 2 in zwei Gruppen auf. Beide Gruppen bekamen über mehrere Wo-chen die exakt gleichen Speisen mit der exakt gleichen Kalorien-anzahl. Nur mit dem Unterschied, dass eine Gruppe das Essen aufgeteilt auf zwei Hauptmahlzeiten innerhalb von acht Stunden, mit 16 Stunden Nahrungskarenz täglich, verabreicht bekam. Bei der zweiten Gruppe war das Essen auf sechs kleine Mahlzeiten innerhalb von zwölf Stunden aufgeteilt.

Das Ergebnis verblüffte das Forscherteam. Alle Probanden der Gruppe mit den zwei Hauptmahlzeiten und 16 Stunden Nahrungspause zeigte nach wenigen Wochen bei allen Werten signifikante Verbesserungen: Blutzucker, Cholesterin, Insulin und auch, was die Gewichtsabnahme betraf. Diese Studie hat viel verändert!

Und einen riesigen »Vorteil« hat das Intervallfasten noch: Wenn man es wirklich fünf Tage pro Woche durchzieht, ist es nicht so entscheidend, WAS man isst. Man darf also das eine oder andere Mal auch sündigen …

Mein Gefühl sagt mir, dass mein lieber Körper jetzt den Punkt erreicht hat, wo er so ziemlich die gesamten Schlackenstoffe im Bindegewebsfett, Zellabfälle et cetera hinausbefördert hat. Er hat sich gereinigt und sagt schön langsam: Es ist genug! 250 Gramm Fett, also so viel wie ein handelsübliches Butterpackerl, baut der Fastende in etwa pro Tag ab. Auch ohne mich auf die Waage zu stellen, merke und spüre ich, dass ich nichts oder kaum mehr etwas abnehme.

Habe auch ständig kalte Hände und Füße. Also nehme ich einen Saunagang in Angriff. Sicherheitshalber ohne Aufguss, wegen des Kreislaufs. Zu meiner Überraschung schwitze ich trotz 90 Grad Celsius kaum. Das gibt's ja nicht! Ich, der große Schwitzer, der bei einem normalen Kabarettauftritt zwei T-Shirts komplett durchschwitzt, der in der Sauna immer vor allen anderen abrinnt wie ein Wasserfall, ich schwitze nach 20 Minuten bei 90 Grad Celsius nur ganz leicht. Mittlerweile dürfte ich wirklich das Allerallerletzte aus meinem gestählten Body herausgequetscht haben.

Lernen beziehungsweise Abprüfen der Kinder ist angesagt. Daniel hat auch noch eine kleine Prüfung in Biologie und erläutert mir den Aufbau einer menschlichen und einer pflanzlichen Zelle. Hat er wirklich brav gelernt, lauter Fremdwörter. Mitochondrium, Chromatin, Vakuole, Peroxisom und so weiter, echt nicht easy. Kann mich nicht erinnern, das jemals gelernt zu haben.

Aber gut, ich bin ja kein Maßstab. Magdalenas Klasse hat in Physik einen Wiederholungstest, weil mehr als die halbe Klasse bei der Erstauflage negativ war. Kohäsion, Adhäsion – da wundert mich nichts.

Der Notenspiegel in der Klasse, also wie die anderen Schüler abgeschnitten haben, war auch schon zu meiner Schulzeit immer interessant. Auch für die Verwandtschaft, und davon haben wir reichlich. Man kann sagen, die Wahrscheinlichkeit, bei Veranstaltungen oder einfach auf der Straße im Bezirk Freistadt einen irgendwie weitschichtigen Verwandten anzutreffen, ist größer als jemanden zu treffen, der keinen Stammbaum mit uns teilt. Wir sind echt mit der halben Welt verwandt. Kein Wunder, meine Mutter hatte ursprünglich elf Geschwister und mein Vater sieben. Auch die Großeltern beiderseits kamen aus weitverzweigten Kreisen.

Einmal stellte mir ein hyperneugieriger entfernter Verwandter bei irgendeinem Familientreffen – Hochzeit, Begräbnis oder runder Geburtstag, ich kann mich nicht mehr erinnern – die Frage der Fragen, die man als Pubertierender ständig hören will: »Und, wia geht's da in da Schui?« »Guat«, wie immer meine Antwort mit leicht aufgezwungenem Grinsen. »Hobts scho Schularbeiten?« Er ließ nicht locker. »Jo«. »Wo denn?« »Französisch.« »Und, wia is ausgfoin?« Meine Gutmütigkeit und Geduld waren auf Reserve und drohten in wenigen Augenblicken komplett aufgebraucht zu sein, also setzte ich zu einem letzten Lächeln an, das sich immer mehr zusammenzog: »Guat. Oan Fünfer hots gegeben. I woa a dabei.« Klappe und aus!

# Tag 19
## Dienstag, 9. Juni 2020

*Gewicht: 70,6 kg*

Mit meiner Gewichtsvermutung lag ich gestern absolut richtig. Ich wog mich während der Fastentage übrigens immer in der Früh nach dem Aufstehen beziehungsweise nach dem Wasserlassen, bekleidet einzig mit der Unterhose. Die Werte kann man also wirklich miteinander vergleichen. Am Abend bringt man ja immer um einiges mehr auf die Waage, auch beim Fasten.

Ein letztes Mal riskiere ich einen Tee, »Wieder gut« von »Sonnentor«. Was Tees heutzutage alles können. Bei zu schnellem Aufstehen ist mir nach wie vor etwas mulmig, wenngleich es etwas besser ist als gestern. Doris hat am Vormittag einen Yogakurs an der VHS in Perg, also obliegt es mir, den Kindern, die heute wieder daheim sind, das Mittagessen zuzubereiten. Vorerst nur für Daniel, denn Madame Magdalena wünscht später zu speisen. Nämlich nach ihrer Gesangsstunde, zu der ich sie, wie sie mir eben mitteilt, um 13.30 Uhr nach Freistadt fahren darf. Oh happy day! Bratwürstel, Halloumi und Bratkartoffeln bereite ich wie befohlen vor und sehe dem Sohnemann beim Hineinschlingen zu. Der Bub kann riesige Bissen verdrücken, das glaubst du nicht. Ich mag jetzt wirklich nicht mehr. Halte diese Gerüche nicht mehr aus. Die Bratwürstel für das Fräulein Tochter werden nach dem Nachhausekommen natürlich wieder frisch herausgeprasselt. Die Wartezeit vor dem Salzhof in Freistadt nutze ich, um Text zu lernen.

Am frühen Abend ziehe ich mir von der Servus-TV-Mediathek das Konzert von Wolfgang Ambros »Daham in Waidring« rein, das am Freitagabend im TV lief, ich aber aufgrund meines Trips zum Kitzsteinhorn versäumt habe. So etwas versäume ich normalerweise nicht. Nie! Neben den Rolling Stones hat der »Wolferl« mich quasi mein ganzes Leben musikalisch begleitet. Nicht weil meine Mutter ihn im Auto gehorcht hatte, nein, die Liebe zum Austropop und im Speziellen zu Wolfgang Ambros ist aus mir selbst entstanden. Ich weiß nicht mehr wann, es muss so mit zehn oder elf Jahren gewesen sein.

Mit zwölf bekam ich zu Weihnachten meine erste Gitarre mit einem Liederbuch von Wolfgang Ambros. Die gesamten Weihnachtsferien verbrachte ich damit, »Schifoan« zu üben. Also nicht den Sport mit zwei Brettln, den konnte ich schon ganz gut, sondern das Lied. Es war das erste Lied, das ich ganz spielen konnte. Ich habe mir die Akkorde, die als Griffmuster im Buch aufgezeichnet waren, selbstständig eingelernt. G Em C D Am.

Nur eine einzige Stunde meines Lebens verbrachte ich in einer Musikschule. Als mir die Frau Lehrerin dann erklären wollte, wie ich meine Finger auf dem Griffbrett zu platzieren hätte, und versuchte, mir ein Gummiringerl drüberzuspannen, damit die linke Hand waagrecht bleibt, nahm ich Reißaus. Von da an brachte ich mir alles selbst bei.

Ich behaupte nicht, ein guter Gitarrist zu sein. Strikt eingeübte Zupfmuster sind nicht meins, Noten sind für mich ein spanisches Dorf. Ich spiele nicht vom Papier, ich spiele aus dem Bauch heraus. Das Geile damals als Zwölfjähriger war, ich konnte relativ bald, nach wenigen Wochen, Lieder spielen. Lieder zum Mitsingen, während die Musikschüler nach zwei Jahren noch immer irgendeinen Schmarrn gezupft haben. Und dieses Spielen-Können von Songs machte mich sehr bald bei diversen Schulveranstaltungen, sprich Skikursen und Sportwochen, aber auch privaten Feiern plötzlich zum Hero. »Nimmst eh deine Gitarre mit«, hörte ich sehr oft, auch von Mädels, was mir natürlich alles andere als unangenehm war. »Schifoan«, »Es lebe der Zentralfriedhof«, »Strada del sole«, »Fürstenfeld«, »Knockin' on Heaven's Door«, »Angie«, »Take Me Home, Country Roads« – und du bist der King.

Ja, und der Wolferl Ambros war und ist mein King. Ich habe heute noch alle Langspielplatten zu Hause, obwohl ich längst keinen Plattenspieler mehr besitze. Ich behaupte, achtzig Prozent seiner Lieder auswendig zu können, wahrscheinlich mittlerweile besser als er selbst.

»Warum gefällt dir der Ambros so, der Fendrich singt doch viel besser«, sagte Doris kürzlich zu mir. Das stimmt absolut, und ich verehre auch den Rainhard Fendrich sehr. Aber beim Wolferl ist es eben wieder so, ähnlich wie bei den Rolling Stones, dass er nicht perfekt ist. Er singt nicht perfekt, er ist nicht der aalglatte Entertainer auf der Bühne, er zeigt Schwächen, man merkt, wenn er nervös ist, und er ist absolut ehrlich. Genauso wie seine Lieder. Geradeheraus, entwaffnend, auf den Punkt gebracht. Und das beeindruckt mich nach wie vor.

2013 durfte ich die Pre-Show der Eröffnungszeremonie bei der Ski-WM in Schladming vor 25.000 Besuchern im Planai-Stadion moderieren. Bei der Hauptshow war ich dann der Stadionsprecher aus dem Off. Damals durfte ich bei der After-Show-Party den Wolferl, der auch auftrat und, wie könnte es anders sein, »Schifoan« zum Besten gab, kennenlernen.

»Burli, gemma ane rauchen«, knurrte er und zog dann eine Tüte aus seiner Jackentasche. »Purkersdorfer Südhang, is guat, mogst a?« Da ich mit solchen Dingern null Erfahrung hatte, lehnte ich dankend ab und blieb lieber bei meinen Gauloises. Nun, das muss man sich mal vorstellen. Wir gehen vom VIP-Bereich raus vor die Glastür, Luftlinie fünf Meter von uns entfernt steht so ziemlich alles, was in unserer Republik Rang und Namen hat, samt dem damaligen Bundeskanzler Werner Faymann und ÖSV-Präsident Peter Schröcksnadel, und der Wolferl macht sich einen Joint warm. Unglaublich. Das nennt man wohl »Eier haben«.

Es freut mich wirklich sehr, dass ich bereits jetzt durch meine Videoblogs Menschen zum Fasten animieren konnte. Mario, der ja am Samstag mit Uschi bei uns zu Gast war, wird morgen mit einer siebentägigen Fastenkur starten. Ich fahre jetzt noch

zu ihm rüber nach Hagenberg, um ihm als Fastenneuling nochmals Tipps zu geben. Bei dieser Gelegenheit bringe ich ihm auch
ein paar Share-Pflaumen zum Abführen vorbei. Werde ihm aber
davon abraten, während der reinen Fastentage welche einzuneh-
men.

Der Besuch bei Mario und Uschi stellt wieder eine harte Probe
für mich dar. Uschi hat nämlich den mit Abstand besten Kaffee
von hier bis Nebraska. Und sie trinkt einen neben mir. Ich bin
mir absolut sicher, ein Normalsterblicher kann sich nicht ansatz-
weise vorstellen, wie gut Kaffee nach 19 Tagen Suchtmittelkarenz
riechen kann. Holla, die Waldfee. Mario ist komplett motiviert
für sein Fastenabenteuer. Ich, derjenige mit demselben Vornamen, nicht mehr.

# Tag 20
## Mittwoch, 10. Juni 2020
*Gewicht: 70,2 kg*

Doch nochmals fast ein halbes Kilo verloren seit gestern. Okay. Zustand etwas besser als gestern, wahrscheinlich wegen der Vorfreude auf das Fastenbrechen. Werde mir heute Abend eine Tomatensuppe gönnen, erste Lockerungen sozusagen. Doris hat schon alles dafür besorgt. Tomatensuppe mit echten Tomaten, ein bisschen Zucchini, Oregano, Basilikum – das wird der Hammer.

Stürze mich, nach einigen Tagen Pause, wieder in mein Morgen-Work-out. Ruckzuck 21 Liegestütze, 60 schräge Sit-ups. Jawohl, geht doch! Danach erledige ich einiges an Arbeiten, was mir leicht von der Hand geht. Auch eine Buchung für Jänner 2021 kommt rein. Sie wollen aber, falls wieder irgendein Corona-Schmarrn dahcrkommt, keinen Storno zahlen. Muss man wohl akzeptieren.

Am Nachmittag probe ich zur Abwechslung wieder mal laut das ganze Programm von »Born in the Mühl4tel«, das heißt, in normaler Auftrittslautstärke. Einigermaßen verwundert muss ich dabei feststellen, dass ich relativ schnell Halskratzen bekomme und ein bisschen heiser werde. Ist meine Stimme, die mich sonst nie im Stich lässt, in den letzten drei Monaten wirklich so eingerostet? Oder hat das auch etwas mit dem Fasten zu tun? Keine Ahnung. Da muss ich auf jeden Fall aufpassen, denn Emser Pastillen, Isla-Moos-Lutschtabletten und dergleichen sollte ich jetzt, und auch ein paar Tage nach dem Fasten, nicht zu mir nehmen, denn da ist jede Menge Zucker drin.

Die Tomatensuppe am Abend schmeckt himmlisch. Ich verfalle beim Essen regelrecht in Trance. Orgasmus im Mund. Zwar nichts Festes, aber geschmacklich erinnert das schon fast an richtiges Essen. Ich lasse mir extrem Zeit und brauche für den Teller Suppe sicher eine Viertelstunde.

Dieses Zeitlassen ist später in der Aufbauzeit nach dem Fasten – und allgemein beim Essen – sehr wichtig. Die Verdauung beginnt im Mund, und je gründlicher man die Speisen zerkaut, umso leichter tut sich der Magen.

Als Faustregel gilt, jeden Bissen 25 Mal kauen. Wenn man da mal bewusst mitzählt, wird man merken, dass das ganz schön oft ist. Interessanterweise stellt sich dann auch früher das Sättigungsgefühl ein und das Essen kann besser verstoffwechselt werden.

Ein hochinteressanter Aspekt ist, dass wir unsere Speisen besser verstoffwechseln, wenn wir in Gesellschaft essen. Hierzu gibt's auch Untersuchungen. Kein Scherz! Wenn man das Essen also alleine hineinschlingt, tut sich der Körper mit dem Umwandeln etwas schwerer. Als Grund dafür wird genannt, dass man im Kreis der Familie, mit Freunden oder in geselliger Runde beim Essen einfach um einiges langsamer reinhaut, weil dabei kommuniziert, geatmet und so weiter wird. Seien wir uns ehrlich, in Gesellschaft schmeckt es ohnehin viel besser.

Der Ärger über die äußerst unglückliche LASK-Niederlage gegen Rapid verflüchtigt sich schnell wieder, heute kann mir nichts mehr die Laune verderben. Morgen gibt's was zu kauen – auch wenn es nur ein Apfel ist.

# Tag 21
## Donnerstag, 11. Juni 2020

*Gewicht: 70,3 kg*

Einmal noch ein Morgen-Work-out! Was heißt »Morgen«, die Küchenuhr zeigt bereits 9.30 Uhr. Die Familie schläft noch – Feiertag. Die Fronleichnamsprozession lassen wir heuer ausnahmsweise aus – Sarkasmus off.

Dazu gibt's eine skurrile Geschichte aus Sandl, wo meine Wurzeln liegen. Bin ja, wie ich in meinen Kabarettprogrammen immer betone, gebürtiger »Sandler«. Was eigentlich nicht stimmt, weil geboren bin ich im altehrwürdigen Krankenhaus Freistadt. Aber meine Eltern stammen beide aus Sandl. Meine Mutter vom Hundsberg und der Papa aus Gugu. Das sind Metropolen, »do haut's da den Beidl auf d'Seitn«, wie LASK-Coach Ismael sagen würde.

Jedenfalls, es trug sich in den 1970er-Jahren zu. Der Kommandant, auch Vorbeter genannt, also derjenige, der bei der Fronleichnamsprozession den Ton angibt, hatte seinerzeit in Sandl eine eher monotone Stimme. Anders gesagt, es gelang ihm selten bis nie, Stimmung in den Menschenzug zu bringen, um es vorsichtig auszudrücken. Und da konnte es schon passieren, dass der eine oder andere Teilnehmer mit seinen Gedanken etwas abdriftete vom Allerheiligsten.

Der Prozessionszug ging damals auch über Güterwege und passierte ein kleines Türchen, ein Gatter bzw. einen »Gattern«, auf mühlviertlerisch »Godan«, der wahrscheinlich dazu diente, die Reisefreiheit von diversem Rindvieh einzuschränken. Jedenfalls, die Polonaise war voll am Laufen, die textlichen Rollen waren verteilt, der Kommandant sagte irgendeinen männlichen Vornamen und setzte jeweils ein »Heiliger« davor, Frauen, mit

Ausnahme der Gottesmutter, waren ja damals noch nicht heilig. Ist es heute schon anders? Weiß nicht, aber wurscht. Und die Menge hatte mit einem »Bitt' für uns« zu erwidern. In etwa so: »Heiliger Johannes« – »Bitt' für uns«, »Heiliger Sebastian« – »Bitt' für uns«, »Heiliger Paulus« – »Bitt' für uns« und so weiter und so fort.

Als der gesamte Schlauch besagten »Godan« passiert hatte, sagte der Vorbeter im gleichen Tonfall wie immer: »Da Letzte mocht den Godan zua.« Worauf die Menge automatisch antwortete: »Bitt' für uns«. Ein paar Augenblicke später stolperte der Gute über eine Baumwurzel, worauf ihm, im gleichen Tonfall wie immer, ein »Vadaummte Wurzn« entfuhr. Was die »Prozessierenden« kaum tangierte, denn sie quittierten den Fluch wieder nur mit einem »Bitt' für uns«. Wahre Geschichte!

Zum Abschluss meiner Fastenreise gibt's keinen Pardon – mit dem Apfel wird nun noch gewartet, zumindest bis am späten Nachmittag, damit es wirklich »21 Tage ohne« sind, das bin ich mir und diesem Buch schuldig.

Französisch lernen mit dem Herrn Sohnemann steht an, für seine Nachprüfung. Wir brauchen gleich mal eine gute Stunde, um den gesamten Prüfungsstoff, den uns die Frau Klassenvorständin dankenswerterweise gemailt hat, zusammenzukratzen. Jetzt aber – zuerst die Vokabeln, dann alle Verben des Schuljahres konjugieren. Daniel schlägt sich fabelhaft, unglaublich, wozu man fähig ist, wenn man wirklich was tut.

Zuerst vierteln, dann schälen. Eine Weile anschauen, mal dran riechen, dann hineinbeißen, 25 Mal kauen, was bei einem Apfel wirklich schwerfällt. Sensationell. Höhepunktwiederholung von gestern. Zeit lassen. Langsam. Hätte nie gedacht, dass ein Apfel sooo gut schmecken kann.

Auch bei meinen Fastenwochen habe ich das Fasten immer mit einem Apfel gebrochen. So gut wie diesmal, nach drei Wochen Nahrungsabstinenz, hat er aber noch nie geschmeckt. Die Geschmacksnerven tanzen singend im Kreis und umarmen sich ge-

genseitig. Nie mehr Tee, zumindest die nächsten sechs Monate. Stolz.

DANKE. Danke Gott, danke Schöpfung, danke all ihr da oben für mein Dasein in diesem wundervollen Land, in meiner wunderbaren kleinen Welt.

DANKE an meine Familie, vor allem an Doris, dass du mich ausgehalten hast die vergangenen drei Fastenwochen. Merci. Thanks. Grazie. DANKE.

# Fazit

Grundsätzlich bin ich froh und natürlich auch stolz, dieses Experiment durchgezogen und zu Ende gebracht zu haben. Ob ich es wieder tun würde? Eher nein.

Fasten wird immer ein Bestandteil meines Lebens bleiben, aber eben kurze Fasten-Wochen. 21 Tage werde ich mir nicht mehr geben. Weil ich einfach so ab Tag 18 gemerkt habe, jetzt bringt es nicht mehr viel, der Körper ist ausgelutscht.

Dr. Otto Buchinger hat damals vor hundert Jahren mit einer 19-tägigen Fastenkur seine Arthritis ausgeheilt. Das heißt, bei chronischen Erkrankungen machen längere »Lockdowns« in manchen Fällen sicherlich Sinn, als Gesundheitsvorsorge reichen sieben bis zwölf Tage ein- bis zweimal pro Jahr.

Jedem ans Herz legen möchte ich mindestens eine Heil- oder Basenfastenwoche jährlich sowie dazwischen, so oft es möglich ist, das Intervallfasten.

Denn wie schrieb bereits Hermann Hesse vor hundert Jahren in »Siddhartha«: »Jeder kann zaubern, jeder kann seine Ziele erreichen, wenn er denken kann, wenn er warten kann, wenn er fasten kann.«

# Blutbild vorher – nachher

Das lange Fasten wirkte sich auch auf meine Blutwerte aus. Sie haben sich im Vorher-nachher-Vergleich geringfügig verbessert. Schon mein ganzes Erwachsenen-Leben lang habe ich einen leicht erhöhten Lipidstatus, zumindest wenn es nach den Pharma-Grenzwerten geht. So lag mein Cholesterinwert, der laut Schulmedizin unter 200 mg/dl betragen sollte, vor dem Fasten bei 276 und danach bei 239 mg/dl. Das HDL-Cholesterin (Empfehlung: unter 40 mg/dl) verbesserte sich von 52 auf 47 mg/dl, LDL-Cholesterin (Empfehlung: unter 130 mg/dl) sank von 185 auf 162 mg/dl. Die Triglyceride (schulmedizinischer Richtwert zwischen 180 und 130 mg/dl) kletterten von 193 auf 152 hinunter.

Auch meine Leberwerte, die vorher – für mich doch recht überraschend – auch nicht schlecht waren, verbesserten sich nochmals deutlich (GPT von 28 auf 23 U/l; Gamma-GT von 28 auf 18 U/l).

Interessant finde ich, dass sich der Vitamin-D-Spiegel während der Nahrungskarenz geringfügig erhöht hat, nämlich von 55,2 auf 58,1 ng/ml. Und das, obwohl die Sonne während meiner drei Fastenwochen selten zu sehen war und ich kein Vitamin D zugeführt habe.

Der einzige Mangel, der festgestellt werden konnte, betraf das Elektrolyt Natrium. Dieser Wert sollte normalerweise zwischen 135 und 150 mmol/l liegen. Vor dem Fasten hatte ich 138, danach wurden 132 mmol/l gemessen.

# Tipps für die Aufbautage nach dem Fasten

Die Aufbauzeit nach dem Fasten ist fast noch wichtiger als die reinen Fastentage davor. Da kann man im Nachhinein viel kaputtmachen, wenn man's nicht richtig angeht.

Wichtig ist, langsam wieder mit dem Essen zu beginnen, die Verdauungssäfte werden erst nach und nach wieder gebildet. Wenn die Aufbauzeit richtig gemacht wird, nimmt man sogar nach den Fastentagen noch etwas Gewicht ab.

Die Trinkmenge – drei bis fünf Liter pro Tag – sollte beibehalten werden. Trinken sollte man allerdings nicht zu den Mahlzeiten, sondern dazwischen.

Ein Tipp: Eventuell gleich die Chance nutzen und auf eine gesunde Ernährung umstellen, das heißt vollwertig, hoher Obst- und Gemüseanteil, weniger Zucker, weniger Fleisch und Wurst.

Vollkornprodukte (Brot, Nudeln, Gebäck, Teig) sind deswegen so gesund, weil Keimling und Schale im Getreide verbleiben und diese wichtige Vitalstoffe enthalten. Außerdem schmecken sie besser, wie ich finde. Vollkornnudeln beispielsweise haben diesen leicht nussigen Geschmack, da sind die Spaghetti einfach besser, ich könnte mir keine anderen mehr vorstellen. Weißes Mehl beziehungsweise Auszugsmehl ist eigentlich eine tote Nahrung und kann von unserem Organismus nicht ordentlich verstoffwechselt werden. Genauso wie Fabrikzucker, der obendrein ein Vitamin-C-Räuber ist. Um Fabrikzucker zu verstoffwechseln, braucht unser Körper irrsinnig viel Vitamin C – also, wo es geht, Zucker reduzieren.

Früher trank ich meinen Kaffee mit drei Löffeln Zucker, das hab ich mir vor zwölf Jahren innerhalb einer Woche abgewöhnt, jetzt könnte ich mir Kaffee mit Zucker gar nicht mehr vorstellen.

Die Umstellung geht ganz leicht, und man erspart sich aufs Jahr aufgerechnet eine enorme Menge Zucker.

Weiterhin empfehle ich, Obst und Gemüse vorrangig in Bio- oder Demeter-Qualität zu kaufen. Es zahlt sich aus, der Vitamin-anteil bei diesen Produkten ist nachweislich höher.

Nach dem Fasten sollte man auch die Chance wahrnehmen, wieder bewusster zu essen, dem Essen Wertigkeit geben und sich für das Essen mehr Zeit nehmen.

Nicht zuletzt: Essen Sie, so oft es geht, gemeinsam mit anderen. Machen Sie das Essen zu einem Ritual – und vor allem: Genießen Sie es!

# Speiseplan für die Aufbautage

## Erster Aufbautag

*Frühstück*
Tee (Kräuter- oder leichter Grüntee)
Fastenbrechen mit einem reifen Apfel, roh oder gedünstet

*Mittag*
Kartoffel-Gemüse-Suppe
oder Folienkartoffel mit ein wenig gedünstetem Gemüse

*Abend*
Tomatensuppe mit Fasten-Cracker

## Zweiter Aufbautag

*Frühstück*
Hirsebrei mit gedünsteten Äpfeln
oder zwei Scheiben Vollkorn-Knäckebrot mit Kräutertopfen

*Mittag*
Ingwer-Karotten-Suppe

*Abend*
¼ l Buttermilch und Fasten-Cracker
oder gedünstete Kartoffeln mit Sauerrahm-Kräuter-Dip

# Dritter Aufbautag

*Frühstück*
Hafer-Hirse-Brei mit gedünstetem Obst
oder zwei Scheiben Vollkorn-Knäckebrot mit Hüttenkäse

*Mittag*
Zucchini-Gemüse mit Naturreis, eventuell kleiner Salat

*Abend*
Fruchtige Selleriesuppe

# Vierter Aufbautag

*Frühstück*
Hafer-Hirse-Brei
oder eine Scheibe Vollkornbrot mit Kräutertopfen

*Mittag*
Bulgur-Champignon-Risotto

*Abend*
Sellerie-Orangen-Suppe

# Fünfter Aufbautag

*Frühstück*
Hafer-Hirse-Brei
oder Frischkost-Hafermüsli

*Mittag*
Dinkel-Hirse-Palatschinken mit Gemüsefülle

*Abend*
Cremige Kartoffelsuppe

# Rezepte

(Die Mengenangaben gelten jeweils für eine Person)

## *Kartoffel-Gemüse-Suppe*

¼ l Wasser
1 kleine Kartoffel
1 kleine Karotte
Etwas Lauch und Knollensellerie
1 Prise gemahlene Muskatnuss
Etwas Majoran und Kümmel
1 Prise Kräutersalz
1 TL frisch gehackte Petersilie

Das Gemüse im Wasser weich dünsten und mit den Kräutern und Salz würzen. Vor dem Servieren mit Petersilie bestreuen.

# Tomatensuppe

250 g reife Tomaten oder passierte Bio-Tomaten im Glas
1 kleine Zwiebel
1 TL Olivenöl
¼ l Gemüsebrühe (hefefrei)
1 Prise Kräutersalz, Pfeffer
Etwas getrockneter Thymian und Oregano
1 TL Tomatenmark
1 TL frisch gezupfte Basilikumblätter, frische Gartenkresse

Die fein gewürfelte Zwiebel und die Tomaten in Olivenöl ca. 10 Minuten glasig dünsten. Die Masse durch ein Sieb streichen. Die Gemüsebrühe aufkochen und das Tomatenmus sowie Salz, Pfeffer, Kräuter und Tomatenmark beifügen. Noch einmal aufkochen, eventuell mit dem Pürierstab verfeinern und mit den frischen Basilikumblättern und Kresse servieren.

# Fasten-Cracker
## für die Aufbauzeit

**Zutaten für 2 Bleche:**
90 g Roggenvollkornmehl
140 g Dinkelvollkornmehl
20 g Braunhirse vermahlen
1 EL Erdmandelmehl
1 EL Kümmel gemahlen
8–10 EL Wasser
4 EL natives Olivenöl
1 Prise Kräutersalz
1 EL Kräuter nach Belieben

**Zur Dekoration:**
Sesam, Leinsamen,
Kürbiskerne, Mohn,
Sonnenblumenkerne,
Chia-Samen,
Kümmel,
grob geriebene
Wal- oder Haselnüsse
nach Wunsch

Alle Zutaten mischen und mit der Hand zu einem geschmeidigen Teig verarbeiten. Sollte sich der Teig zu hart anfühlen, kann noch etwas Wasser oder Öl beigemengt werden. Das Backblech mit Backpapier auslegen.

Den Teig sehr dünn auswalken (immer wieder bemehlen) und auf das vorbereitete Blech legen. Mit dem Messer oder Teigrad rautenförmig ausschneiden. Mit Wasser bestreichen und nach Wunsch mit Kernen, Samen oder Nüssen bestreuen, diese leicht andrücken. Fasten-Cracker im vorgeheizten Backofen bei 200 °C ca. 10–15 Minuten backen. Sie sollen eine leichte Farbe annehmen, daher den Backvorgang genau beobachten.

Luftdicht aufbewahrt, halten die Cracker mehrere Wochen.

# Hirsebrei
## oder Hafer-Hirse-Brei

2 EL Hirse (bei Hafer-Hirse-Brei: 1 EL Hafer + 1 EL Hirse)
100 ml Wasser
100 ml Reismilch
Etwas Zimt
Rosinen
1 kleiner Apfel
1 TL gequetschter Leinsamen
Ev. etwas Honig

Die Hirse frisch durch die Flocken-Quetsche drehen. Das Wasser mit der Reismilch und Zimt zum Kochen bringen, die Rosinen und die Hirse unterrühren. Den grob geraspelten Apfel dazugeben und alles unter mehrmaligem Umrühren ca. 10 Minuten auf kleiner Flamme weich kochen. Den Brei nach Wunsch mit etwas Honig und Leinsamen servieren.

# Ingwer-Karotten-Suppe

150 g Karotten
1 kleine Zwiebel
1 TL Olivenöl
¼ l Gemüsebrühe (hefefrei)
Etwas Muskat
1 Stück Ingwer
1 TL Sahne

Karotten schälen und raspeln. Die Zwiebel in Olivenöl anrösten und die Karotten kurz mit rösten. Mit Gemüsebrühe aufgießen und mit dem Ingwer noch ca. 15 Minuten köcheln lassen. Zum Schluss mit Muskat und Sahne abschmecken und mit dem Pürierstab verfeinern.

# Fruchtige Selleriesuppe

1 EL Erdnuss- oder Olivenöl
1 EL gehackte Zwiebel
100 g Sellerie
1 kleiner Apfel
250 ml Gemüsebrühe (hefefrei)
Etwas Zitronensaft
Kräutersalz, Pfeffer
1 EL Schlagobers

Sellerie und Apfel schälen und raspeln. Zwiebel in Öl anbraten und Sellerie und Apfel kurz mit braten. Mit der Brühe aufgießen und weich dünsten. Mit Salz und Pfeffer würzen, Schlagobers dazugeben und pürieren. Vor dem Servieren mit Zitronensaft abschmecken.

# Zucchini-Gemüse mit Naturreis

30 g Naturreis
100 ml Wasser
1 Prise Kräutersalz
1 Gewürznelke

Den Naturreis waschen, mit den anderen Zutaten aufkochen und auf kleiner Flamme weich kochen.

½ Zwiebel
100 g Zucchini
1 TL Olivenöl
Etwas Oregano und Basilikum
Etwas Kräutersalz und Pfeffer
Etwas Suppengewürz (hefefrei)
1 Tomate fein gewürfelt
1 EL Sauerrahm

Die Zwiebel fein hacken und in Olivenöl kurz anbraten. Die Zucchini waschen, würfelig schneiden und kurz mit braten. Alle anderen Zutaten, außer dem Rahm, dazugeben, zudecken und kurz bissfest kochen. Vor dem Servieren mit dem Sauerrahm abschmecken. Das Gemüse mit dem Reis genießen.

# Bulgur-Champignon-Risotto

1 Knoblauchzehe
1 große Karotte, 1 kleine Lauchstange
1 Scheibe Sellerie
2 EL Olivenöl
100 g Champignons
1 EL Petersilie
100 g Bulgur
Ca. 200 ml Gemüsebrühe (hefefrei)
1 Lorbeerblatt, 1 TL Thymian
Pfeffer, etwas Salz
1 kleine Tomate
Ev. Schnittlauch, geröstete Sonnenblumenkerne

Knoblauch fein hacken. Karotte, Lauch und Sellerie putzen und in kleine Würfel schneiden.

In einem flachen Topf das Öl erhitzen und Knoblauch, Karotte, Lauch und Sellerie unter Rühren anbraten. Champignons in dünne Scheiben schneiden, mit der Petersilie hinzufügen und kurz anbraten. Bulgur und klein gewürfelte Tomate untermischen und mit der Gemüsebrühe aufgießen. Lorbeerblatt, Thymian, Pfeffer und Salz dazugeben.

Das Risotto zum Kochen bringen und zugedeckt 10 Minuten köcheln lassen. Wenn nötig, noch etwas Wasser zugießen. Risotto vom Herd nehmen und fünf Minuten quellen lassen. Mit gerösteten Sonnenblumenkernen und Schnittlauch garniert servieren.

# Sellerie-Orangen-Suppe

100 g Sellerie
1 kleine Kartoffel
1 kleine Karotte
250 ml Gemüsebrühe (hefefrei)
Saft und Fruchtfleisch einer halben Orange
Etwas Ingwer
1 EL Sauerrahm oder Crème fraîche
1 EL Schlagobers
1 EL Butter
Kräutersalz, weißer Pfeffer
Muskat und Nelkenpulver
Schnittlauchröllchen

Die Kartoffel schälen. Gemüse klein schneiden und mit der Butter kurz anbraten. Mit der Gemüsebrühe, Orangensaft und Ingwer aufkochen. Dann Schlagobers und Sauerrahm oder Crème fraîche unterrühren und mit dem Pürierstab pürieren. Mit den restlichen Zutaten abschmecken und mit Schnittlauch servieren.

# Hafermüsli

2 EL Hafer grob gemahlen
1 EL Haferflocken
Obst nach Saison, z. B.:
1 Apfel fein gerieben
Saft einer Orange, etwas Zitronensaft
1 Banane zerdrückt
Ev. etwas Zimtpulver
2 EL Schlagobers (ev. geschlagenes Obers)
Etwas Leinöl
Mandeln, Walnüsse, Haselnüsse oder Ähnliches

Den Hafer schroten (nicht einweichen, da er sonst bitter wird!),
das Obst und die restlichen Zutaten dazugeben – und genießen.

# Dinkel-Hirse-Palatschinken
## mit Gemüsefülle

90 g Dinkelvollkornmehl
20 g Hirsemehl
Mineralwasser prickelnd, nach Bedarf
1 Ei
1 Prise Salz, 1 Msp. gemahlener Kardamom

**Fülle:**
Sesamöl
1 kleine Zwiebel, 1 Knoblauchzehe
Gemüse der Saison, sehr klein gewürfelt
Suppengewürz (hefefrei), Kräutersalz, Pfeffer
Paprikapulver, Curry, Kümmel gemahlen, Basilikum, Petersilie
1 Becher Sauerrahm
Schnittlauch zum Servieren

Das Mehl mit dem Mineralwasser, Salz und Kardamom verrühren und das Ei dazu rühren. Den fertigen Palatschinkenteig mindestens eine halbe Stunde ruhen lassen.

In einer Pfanne etwas Sesamöl erhitzen und die klein geschnittene Zwiebel und den Knoblauch anschwitzen. Das Gemüse der Saison mit braten und mit den Kräutern, Gewürzen und Sauerrahm abschmecken. Die Masse in die fertigen Palatschinken füllen, mit Schnittlauch bestreuen und servieren.

# Cremige
## Kartoffelsuppe

2 große mehlige Kartoffeln
½ Zwiebel, etwas Lauch
½ Karotte
1 kleine Schnitte Sellerie
1 EL Sesamöl
1 Lorbeerblatt, 1 Zweig Thymian, Dill
Kräutersalz, Pfeffer, Currypulver
200 ml Gemüsebrühe (hefefrei)
3 EL Schlagobers
Schnittlauch

Die Kartoffeln schälen und würfelig schneiden. Den Lauch waschen, putzen und in Ringe schneiden. Karotten waschen, putzen und in feine Scheiben schneiden. Sellerie putzen und würfelig schneiden. Die Zwiebel schälen und in Ringe schneiden. Die Blätter des Thymians abzupfen. Gemüse, Kartoffeln und Zwiebel in Öl andünsten. Thymian, Lorbeerblatt, Dill, Salz, Pfeffer und die Gemüsebrühe dazugeben und alles ca. 15 Minuten gar köcheln. Dann das Schlagobers dazu und die Suppe mit dem Pürierstab fein pürieren. Schnittlauch darüberstreuen und servieren.

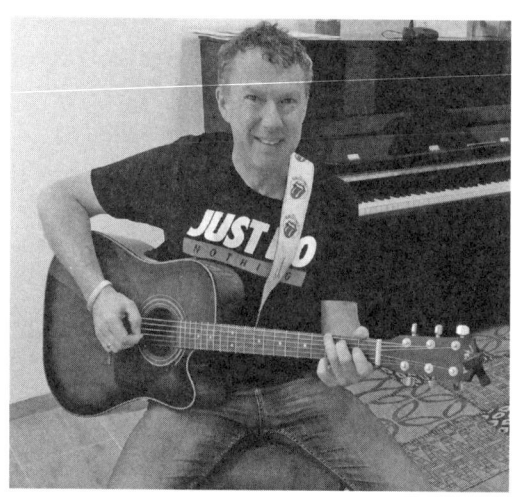

# Über den Autor

Mario Sacher, geboren 1971 in Freistadt/OÖ, ist Kabarettist, Moderator, Sprecher, DJ sowie ärztlich geprüfter Fasten- und Gesundheitstrainer. Diese auf den ersten Blick nicht gerade kompatiblen beruflichen Tätigkeiten stellen für ihn als Lebenskünstler, hochgradigen Genussmenschen und begeisterten Hobbysportler absolut keinen Widerspruch dar.

Mario Sacher ist verheiratet, hat zwei Kinder und lebt in Tragwein im Mühlviertel. Bisher hat er sieben Kabarettprogramme geschrieben und war als Moderator und Sprecher unter anderem für den ORF, bei Olympischen Spielen und Skiweltmeisterschaften im Einsatz.

Regelmäßig leitet er Fastenwochen und fastet selbst ein- bis zweimal pro Jahr, um seine Gesundheit zu erhalten und zu fördern.
*www.der-sacher.at*

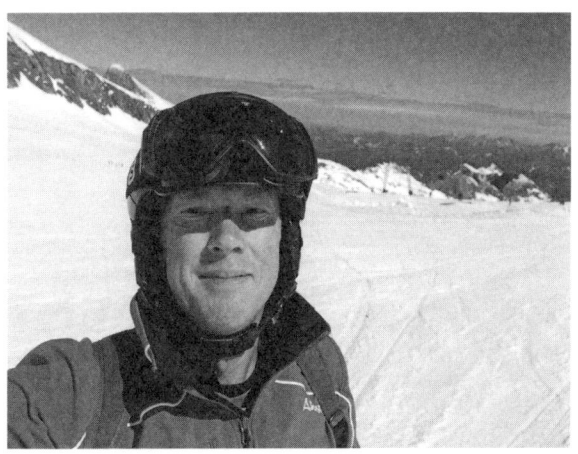

Skifahren am Kitzsteinhorn am 16. Fastentag

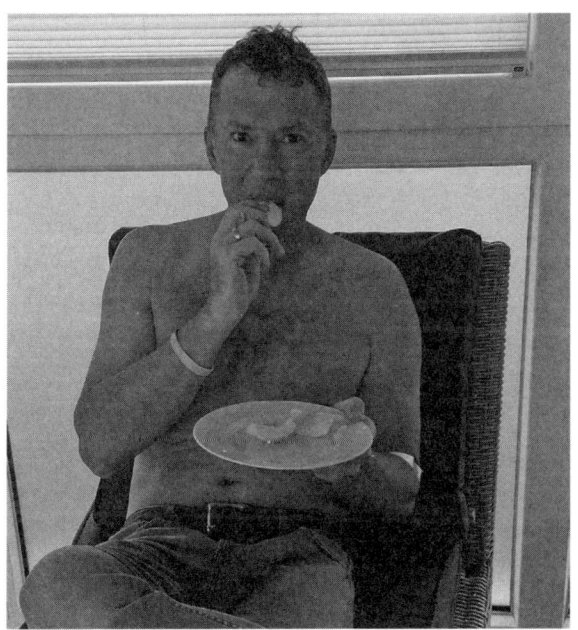

Erster Biss in einen Apfel am 21. Fastentag

*Mit freundlicher
Unterstützung von*

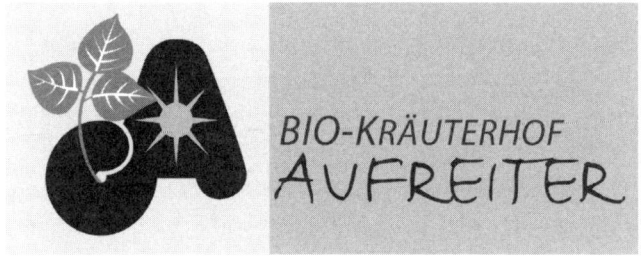